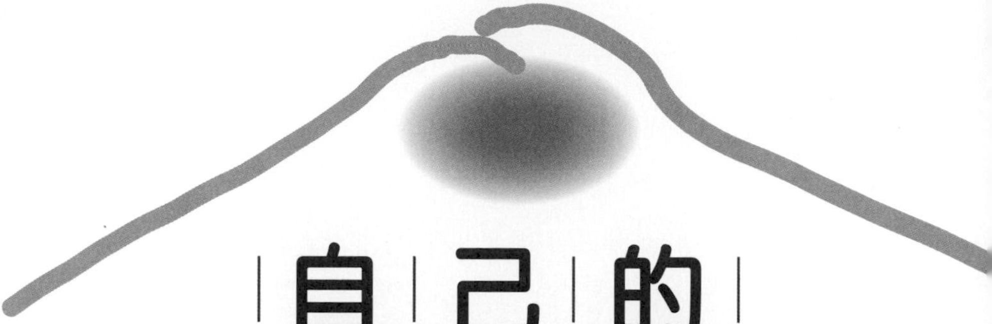

自己的膝蓋自己救

大林慈濟醫院
國際膝關節健康促進中心主任 呂紹睿——著

目錄

3 膝關節日常保健與運動須知

4 醫界的誤解

自序
革命性的發現

記得是一九九九年初春，甫結束瑞士伯恩大學附設醫院的兩週觀摩學習，在開往德國科布倫茲（Koblenz）的火車上，望著窗外野花盛開的原野，腦海中，探索退化性膝關節炎的研究主題一一湧現！

盯著當時寫下的近二十個主題以及內側摩擦現象致病機轉草圖，斑剝泛黃的稿紙以及逐漸鮮活的片段記憶，激起內心無限感慨。

就在去年春暖花開的五月天，支持我在十五年前所提出、針對退化性膝關節炎致病機轉假說的最後一篇重要論文，終於在歷經五年的嚴格檢視、漫長等待後，為醫學領域的重要雜誌《Medicine》接受刊出。

緊接著，說明內側皺襞與股骨內髁重複摩擦所引起的內側摩擦現象，在膝關節軟骨「退化」扮演的角色的論文也被《Medical Hypotheses》接受刊登。沒想到，好消息接踵而至，多年前受邀撰寫的「膝關節健康促進方案」相關論文[1]也接續在《Healthy Ageing Research》刊出。

終於，十五年前在巴伐利亞原野奔馳的火車上構思的大膽假說：「內側皺襞與股骨內髁的重複摩擦引起的內側摩擦現象，是導致膝關節軟骨逐漸破壞（退化）的重要原因。」在經過多年的無數挑戰、驗證、挫折、以及心靈考驗後，十二篇論文，已全員到齊[2]。

1 Knee health promotion option for knee osteoarthritis: a preliminary report of a concept of multidisciplinary management, Healthy Ageing Research, August 2015.

2 (1) Knee health promotion option for knee osteoarthritis: a preliminary report of a concept of multidisciplinary management, Healthy Ageing Research, August 2015.

(2) Role of medial abrasion phenomenon in the pathogenesis of knee osteoarthritis, Medical Hypotheses, 85 (2015) 207-21.

(3) Medial Abrasion Syndrome: A Neglected Cause of Knee Pain in Middle and Old Age, Medicine, Volume 94, Number 16, April 2015.

看似簡單的理論，將逐漸改變許多治療退化性膝關節炎的現況：

- 退化性膝關節炎成為一個含糊、不負責任的病名，誤導了大眾認為這是自然老化的現象，只能拖延，無法治癒。
- 過去醫界無法理解退化性膝關節炎關節軟骨逐漸崩壞的過程，已可用「內側摩擦現象」做完整解釋。
- 過去醫界無法解釋退化性膝關節炎的各種臨床症狀，也可用「內側摩擦現象」引發的「內側摩擦症候群」做完整解釋。
- 對於中老年（四十歲以上）的膝痛求診病患，醫師應將最常見、可治療的「內側摩擦症候群」納入鑑別診斷，以免延誤病情。
- 退化性膝關節炎不再是無法醫治的病痛，只要能早期診斷是否有「內側摩擦現象」引發的「內側摩擦症候群」，就有治癒的機會。
- 大部分因膝痛、緊繃、關節腫脹、行動困難，而被診斷為退化性膝關節炎的病患，其實是罹患了「內側摩擦現象」引發的「內側摩擦症候群」，可經由「膝關節健康促進方案」得到確實的治療。

(4) D.S. Liu, Z.W. Zhuang, S.R. Lyu*. Relationship between medial plica and medial femoral condyle—a three-dimensional dynamic finite element model, Clinical Biomechanics, Volume 28, Issues 9–10, November–December 2013, Pages 1000–1005.

(5) Chih-Chang Yang, Cheng-Yu Lin, Hwai-Shi Wang, Shaw-Ruey Lyu*, Matrix Metalloproteases and Tissue Inhibitors of Metalloproteinases in Medial Plica and Pannus-like Tissue Contribute to Knee Osteoarthritis Progression, PLoS ONE 8(11): e79662. doi:10.1371/journal.pone.0079662.

(6) Shaw-Ruey Lyu, Chia-Chen Hsu and Chih-Wen Lin, Arthroscopic cartilageregeneration facilitating procedure for osteoarthritic knee, BMC Musculoskeletal Disorders 2012, 13:226, http://www.biomedcentral.com/1471-2474/13/226.

(7) Wang, H. S., Kuo, P. Y., Yang, C. C., & Lyu, S. R. (2011). Matrix metalloprotease-3 expression in medial plica and pannus-like tissue in knees from patients with medial compartment osteoarthritis, Histopathology, 58(4), 593-600.

(8) Lyu SR , Chiang JK, and Tseng CE, Medial plica in patients with knee osteoarthritis: a histomorphological study, Knee surgery, sports traumatology, arthroscopy: official journal of the ESSKA 18(6):769-76, 2010 Jun

(9) Shaw-Ruey Lyu, Arthroscopic medial release for medial compartment osteoarthritis of the knee, J Bone Joint Surg Br, September, 2008, Vol 90-B, issue 9, Pages 1186-1192.

(10) Shaw-Ruey Lyu, Relationship of medial plica and medial femoral condyle during flexion, Clinical Biomechanics, 2007, Volume 22, Issue 9, Pages 1013-1016.

(11) Shaw-Ruey Lyu, Jeh-En Tzeng, Chia-Yuan Kuo, Ai-Ru Jian, De-Shin Liu, Mechanical strength of mediopatellar plica - The influence of its fiber content, Clinical Biomechanics, Volume 21, Issue 8, October 2006, Pages 860-863.

(12) Lyu SR, Hsu CC, Medial plicae and degeneration of the medial femoral condyle, Arthroscopy. 2006 Jan;22(1):17-26.

在這漸趨紛擾的社會，灰色地帶往往為逐利者帶來無限的想像空間，退化性膝關節炎的各種治療版本也因此推陳出新，引起不少混淆。花錢事小，因此延誤病情，就得不償失了！

然而，二〇一一年一篇由德國波鴻（Bochum）大學主導的研究[3]：病患及醫師對「退化性膝關節炎」及其治療的看法——一個經由深度訪談的質性研究，透過針對八十一位病患以及二十九位醫師（包括家庭醫學科、風溼免疫科、骨科、另類治療師）的深入訪談，發現病患的需求與醫師所能提供的幫忙有很大落差：

● 病患的看法及感受：

1. 身心症狀並未受到重視，醫師似乎只對膝關節而非病人感興趣。
2. 就診過程無法有足夠的時間得到充分的諮詢及資訊。
3. 認為病程無法因治療而改變，會因年齡增長而逐漸惡化。
4. 常會對目前各種治療方式的效果失去信心，轉而求助另類療法。
5. 想到未來它對身體功能及日常生活的影響，會有無助及害怕的感覺。

● 醫師的看法及感受：

1. 這是自然老化過程，嚴格說，並不能算是疾病。
2. 在置換人工關節之前，只需治療疼痛的症狀即可。
3. 如果這種藥無效，就換一種試試看（消炎止痛藥或營養製劑），消極的拖延、應付，似乎是必要的無奈。
4. 期待能早日找到病因而有明確的指引或治療方式，可確實幫助病人。
5. 骨科醫師認為完美、成功的人工關節置換，病人（高達三〇～四〇％）並不見得滿意。

筆者從事「退化性膝關節炎」單一疾病的診治工作已將近二十年，親身體驗這些

3 Patients' and Practitioners' Views of Knee Osteoarthritis and Its Management: A Qualitative Interview Study, Sophie Alami, Isabelle Boutron, Dominique Desjeux, Monique Hirschhorn, Gwendoline Meric, François Rannou, Serge Poiraudeau, PLoS One. 2011 May 5;6(5):e19634. doi: 10.1371/journal.pone.0019634.

實際存在於病患與醫師間的鴻溝所造成的諸多不良影響。然而，這些認知的隔閡並非無法彌補！只要醫師能開放心胸接受新觀念並付出更多愛心，病患能夠在就醫前多用心充實醫學知識，許多原本可以避免的誤會就不至於發生。醫師與病人攜手一起面對共同的敵人——退化性膝關節炎，就能規劃出最佳的治療決策。這也是我著手編寫這本書的初衷。

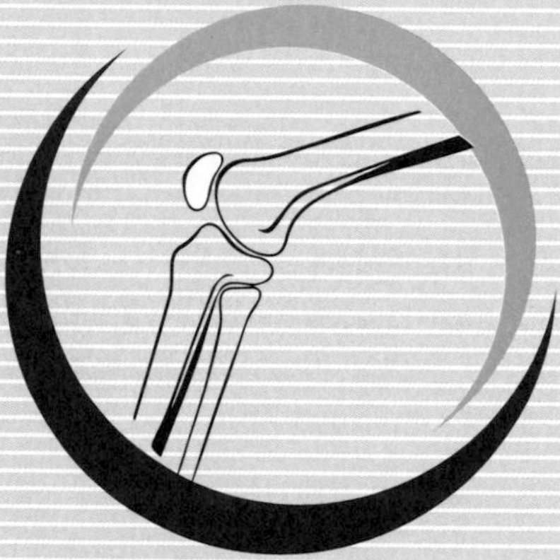

chapter

1

關於「退化性膝關節炎」的十二大迷思

「退化性膝關節炎」，是一種好發於四、五十歲以上中老年人的關節疾病，症狀是膝蓋會感到深層的抽痛或割裂痛；在膝蓋彎曲、久坐後起身時、或突然變換姿勢時，偶而會聽到清脆的彈撥音或摩擦聲音；甚至會感到膝關節突然無法使力，或是在某些姿勢似乎會鎖住；嚴重時會逐漸變形，慢慢喪失功能。

這種膝關節疾病，比較正確的中文翻譯應是「骨性關節炎（Osteoarthritis）」（退化性關節炎是直接由 Degenerative Arthritis 翻譯過來的），但由於大家已習慣「退化」性關節炎的中文翻譯，一般人望文生義，以為膝關節會隨著年齡增加而退化。事實上，只要我們把膝關節當成牙齒一樣保健，正確的使用膝蓋，到老都不會退化。

根據筆者團隊研究結果，「退化」性膝關節炎並不是退化，因此，本書提到「退化」性膝關節炎，都會在退化二字加上「」符號。

以下先來看看一般人對「退化」性膝關節炎的十二個常見的迷思：

迷思一　它是自然老化的現象，只要年齡到了，就免不了受影響

正解：

如前所述，因為國內一直將骨性關節炎稱為「退化性」關節炎，因此很自然的，就會將病因誤導為「退化」、「老化」。

過去，只有大約一〇%的「骨性膝關節炎」是確實知道原因的，如：膝關節內部構造（骨、軟骨、十字韌帶、半月軟骨）因外傷而受損、下肢骨折後癒合不正……。另外，高達九〇%卻是原因未明、而被認為是「原發性」，只因流行病學的統計發現它與年齡有關，就認為是自然老化現象。

其實，自然老化的說法，反證很多：並非

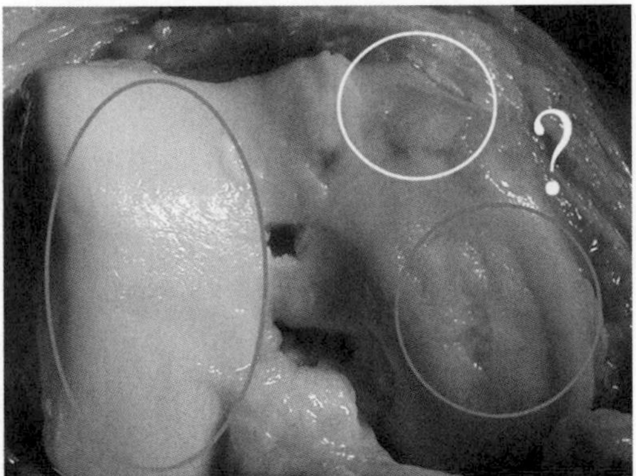

圖1-1　接受膝關節置換手術時發現，右邊軟骨已「退化」，左邊軟骨卻完全正常。

每個老人都有「退化」問題、同一個人的不同關節也有不同程度的「退化」，譬如，肩關節與踝關節就鮮少有「退化」情形、同一膝關節的不同部位有不同程度的「退化」（圖1-1）……。仔細思考，這些事實確實會讓人懷疑自然老化的說法。

所以，膝關節「退化」與年齡應無直接關係，任何破壞軟骨的原因，日積月累，當然會呈現隨著年齡逐漸嚴重的現象，並非隨著年齡增長，軟骨組織就會自然老化。

迷思二　年輕人不會得「退化」性膝關節炎

正解：

任何疾病的形成都經過四個階段：醞釀期、臨床前期、臨床期、殘障期。對於因膝痛看診的病患，臨床醫師一般慣用X光片做診斷，然而X光片只是一種間接的診斷方式，無法直接看到早期的軟骨變化。「退化」性膝關節炎的軟骨破壞通常要到中年以後才會顯現在X光片上。

因此，同樣的因為不明原因膝痛看診的民眾，年輕朋友較傾向會被告知與運動傷害相關的診斷（如：肌腱炎、半月軟骨受損、十字韌帶受損、髕骨外偏……）。四十歲以上的中年朋友卻會因為X光片上多少已有軟骨磨損的現象，幾乎都會被告知膝關節已經開始「退化」了。到了老年，多半已進入「殘障期」，早已錯過仍有機會治癒的階段了。

如迷思一所述，膝關節「退化」與年齡的關係並不是直接的，軟骨的破壞是從年輕就開始的，日積月累，發病（臨床期）的年齡，與膝關節不當使用的強度以及頻率有關，因此，年輕人還是會因為膝關節使用不當，而得到「退化」性關節炎。同樣的膝痛問題，在不同階段尋求醫療，可能會得到不同的診斷，也可能因此而錯失了治癒機會。

迷思三 膝關節軟骨一旦破壞，就無法再生

正解：

筆者行醫三十餘年，直接或間接見證患者膝關節軟骨再生的證據無數（圖1-2），深信只要能改善膝關節的內部環境，軟骨絕對有自我修復而再生的能力。

如同人體身上的各種組織，軟骨平時是處於破壞與生成持續進行的代謝平衡狀

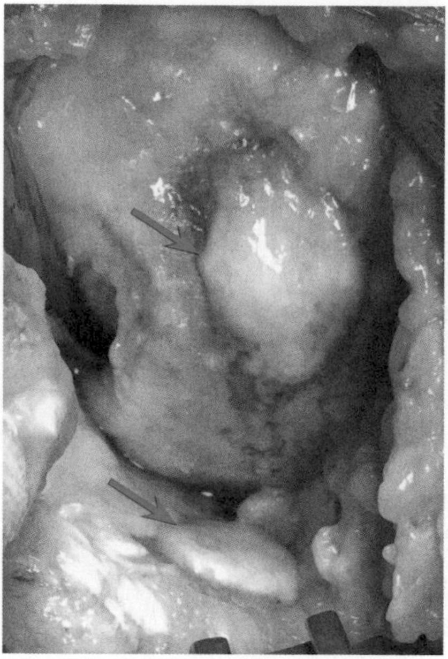

圖1-2　已嚴重「退化」的膝關節長出新生軟骨（箭頭所指）

態。雖然主流醫界至今仍認為關節軟骨沒有或僅有低再生能力，但也有學者觀察孕婦生產前後及外傷後的病人，發現關節軟骨在胎兒、產後新生兒或人體受傷後，確實有明顯的增生及復原能力（**Onyekwelu I, 2009**[1]）。

早在二〇〇二年（**Kanamiya T**[2]）及二〇〇三年（**Koshino T**[3]），就有學者們從各種不同膝關節炎矯正案例的研究中，觀察到關節軟骨有能力再生的直接或間接證據。二〇〇六年，**Aigner**[4]等人進一步指出，關節軟骨顯現的低代謝轉換，混雜了高度併行的合成和分解兩種代謝途徑，此一觀點跟傳統認為關節軟骨的代謝近似於停滯的刻板印象大不相同。

---

1 Onyekwelu I, Goldring MB, Hidaka C. Chondrogenesis, joint formation, and articular cartilage regeneration. J Cell Biochem 2009;107-3:383-92.

2 Kanamiya T, Naito M, Hara M, Yoshimura I. The influences of biomechanical factors on cartilage regeneration after high tibial osteotomy for knees with medial compartment osteoarthritis: clinical and arthroscopic observations. Arthroscopy 2002;18-7:725-9.

3 Koshino T, Wada S, Ara Y, Saito T. Regeneration of degenerated articular cartilage after high tibial valgus osteotomy for medial compartmental osteoarthritis of the knee. Knee 2003;10-3:229-36.

4 Aigner T, Soeder S, Haag J. IL-1beta and BMPs--interactive players of cartilage matrix degradation and regeneration. Eur Cell Mater 2006;12:49-56

關節透明軟骨是否具備再生能力？現代醫療界雖仍無一致看法，一般認為，只要找出關節軟骨如何維持合成代謝、分解代謝平衡的因素，就能解開軟骨維護與「退化」的生物學關鍵，當然這也是當前研究「退化」性膝關節炎最重要的課題。

迷思四 膝關節一旦退化，就會持續進行，無法使它停止或倒轉

正解：

這是傳統的觀念，很不幸的也是目前的主流觀念，長期以來左右著有關病因探討以及治療方式的研發方向。倘若認為「膝關節會隨年齡自然老化」、「軟骨一旦破壞，就無法再生」，當然就會產生這樣的結論。膝關節「退化」的原因，亙古即已存在且並未改變，只是尚未被發現或認同罷了。根據筆者多年來的臨床經驗，膝關節的「退化」不但不是退化，甚至是可以逆轉的！

迷思五　女性受到賀爾蒙影響，發生「退化」性膝關節炎機率較高

正解：

有些流行病學家觀察到，停經後的女性有較高的「退化」性膝關節炎罹患率，於是以老鼠的軟骨設計相關試驗，發現女性賀爾蒙對軟骨有抗發炎的保護作用，因此認為膝關節「退化」與女性賀爾蒙有關。

部分學者因此主張對停經後的女性施以賀爾蒙補充療法，然而，隨後相關的治療結果，混亂而充滿矛盾，實難讓人信服。

舉例來說：最近有一項針對一百三十萬名中年婦女的研究，想探究她們的賀爾蒙以及生育相關因素是否與接受膝關節置換的比率有關係，結論皆與「女性賀爾蒙對軟骨有抗發炎的保護作用」的說法相矛盾：

- 在十一歲之前就有初經的女性置換膝關節的比率會增加九十五％。
- 每多生一個小孩，置換膝關節的比率會增加八％。

- 使用避孕藥與膝關節「退化」無相關性。
- 中年停經後使用女性賀爾蒙補充療法會增加五十八％置換膝關節的比率。

迷思六 膝關節退化與骨質疏鬆症（缺乏鈣質）有關

正解：

先說答案：兩者並無直接關係。

骨性關節炎與骨質疏鬆症（osteoporosis）常被混為一談。

前者是關節軟骨持續破壞造成的整個關節的疾病，關節內覆蓋在兩端骨頭表面，原本平滑的軟骨逐漸破壞、變薄，引起關節因發炎而腫脹疼痛、僵硬，變形，逐漸失去活動能力。

後者則是骨骼本身的質與量逐漸流失的疾病，無聲無息，直到不堪外力作用產生骨折，才表現出疼痛、嚴重影響活動的症狀。因此骨質疏鬆並不會導致關節軟骨發炎或是破損。

迷思七　營養製劑或保健食品如：葡萄糖胺、軟骨素，可以有效控制膝關節退化

正解：

二、三十年來，在商場上屹立不搖的葡萄糖胺（Glucosamine）相關產品引發很多有趣的社會現象：相關單位在藥品與營養補充製劑歸類上的舉棋不定、醫師面對它的複雜心理、民眾對用與不用的疑惑、相關製劑在國內如火如荼的廣告戰、在大賣場所見成堆促銷的產品、子女在購回以表孝心後的心安……不一而足。更有甚者，有些保健文宣還刻意強調三十五歲的年輕女性為好發族群，高度建議提早使用這些關節軟骨營養補充製劑。

事實上，在葡萄糖胺對「退化」性膝關節炎治療成效方面，有幾篇可信度相當高

的研究報告：第一篇是刊登在美國《家庭醫師》雜誌的綜論性文章**5**，作者提到，葡萄糖胺是美國使用最多的營養補充製劑之一，目前雖然沒有證據顯示它能減緩或阻止關節「退化」，卻也沒有嚴重副作用的報告。因此，在國家衛生研究院（NIH）主導之大型研究計畫**6**的結果出爐前，醫師並沒有理由反對它的使用。較適合的原則是：讓病人嘗試服用兩個月，之後由病人自己決定是否繼續使用，醫師的責任是觀察治療效果及是否有不良反應發生。

沒想到，NIH大型研究計畫的第一篇報告**7**兩個月後就出爐了，結果竟是：無法證明接受葡萄糖胺、軟骨素以及非類固醇抗發炎製劑等治療方式，能減緩膝關節的「退化」。

這篇NIH的報告，是針對葡萄糖胺的臨床使用療效大型研究計畫的首篇研究結果。由位於美國猶他州鹽湖城的猶他州立大學醫學院主導，聯合九家醫學中心的一群學者，針對五百七十二名患有第二或第三期「退化」性膝關節炎的病患，隨機分成五組，分別施予不同的治療方式（第一組：每天服用葡萄糖胺一千五百毫克；第二組：每天服用軟骨素（Chondroitin）一千二百毫克；第三組：合併服用以上兩種製劑；第四組：每天服用非類固醇抗發炎製劑 Celebrex 二百毫克；第五組：使用安慰劑 **Placebo** 當對照組）。

治療滿兩年後，比較治療前後的關節腔間隙變化情形。結果顯示，第五組（即對照組）的關節腔間隙平均減少了〇．一六六毫米，相較之下，並未發現任何一組治療方式得到比對照組較好的結果。也就是說，對於中度「退化」的膝關節，並無證據顯示接受前面所提各種方式治療兩年的過程中，能減緩關節的「退化」。

兩年後，同一系列的另一篇報告也出爐了[8]，這次是針對六百六十二位病患，同

5 Am Fam Physician. 2008 Aug 15;78(4): 471-6. Glucosamine. 作者為美國紐約 Beth Israel Center for Health and Healing 的家庭醫學科教授。

6 The Glucosamine/Chondroitin Arthritis Intervention Trial.

7 Arthritis Rheum. 2008 Oct;58（10）:3183-91. The effect of glucosamine and/or chondroitin sulfate on the progression of knee osteoarthritis: a report from the glucosamine/chondroitin arthritis intervention trial.

8 Ann Rheum Dis. 2010 Aug; 69(8): 1459-64. Clinical efficacy and safety of glucosamine, chondroitin sulphate, their combination, celecoxib or placebo taken to treat osteoarthritis of the knee: 2-year results from GAIT.

樣隨機分成如上所述的五組。治療滿兩年後，比較治療前及治療後的疼痛及功能改善程度。結果發現，與使用安慰劑的第五組比較，前四組都沒有統計學上有意義的療效。

同年，瑞士伯恩大學發表另一篇結論類似的報告[9]在針對三八〇三名病患的使用結果做了分析後發現，與安慰劑比較，無論是葡萄糖胺、軟骨素、或是其混和製劑，對關節疼痛及軟骨增生都沒有統計學上有意義的治療效果。因此，他們建議醫療專業人員及醫療保險提供者停止使用或補助這方面的治療。

其實，葡萄糖胺及相關口服營養

軟骨的構造及功能

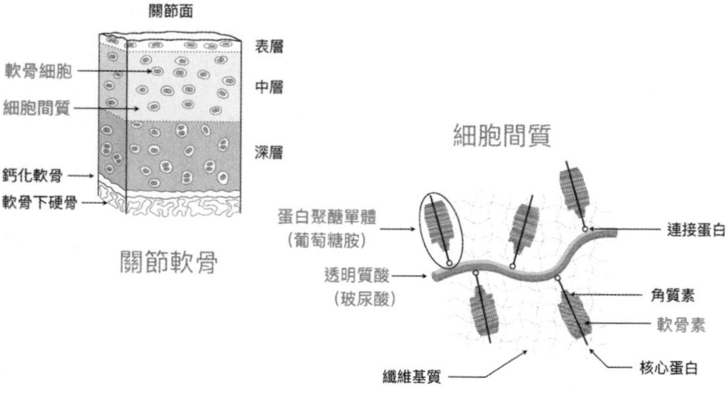

圖1-3　葡萄糖胺、軟骨素、玻尿酸，都是軟骨的成分

補充製劑（如軟骨素）對「退化」性膝關節炎的治療效果，除了傳統的「吃啥補啥」（圖1-3）的心理作用外，主要是這些產品具有類似消炎止痛藥物的速效，可抗發炎以緩解疼痛症狀，能在短短幾天就讓使用者感受到效果。不過，迄今仍無足可採信的研究報告證實長期服用這些營養補充製劑，能改變膝關節持續「退化」的自然病程。

迷思八　注射關節潤滑製劑（如玻尿酸），可以有效控制膝關節退化

正解：

近年來也很盛行在關節腔注射玻尿酸（hyal- 原意是：像玻璃一樣光亮透明的），

9 BMJ. 2010 Sep 16;341, Effects of glucosamine, chondroitin, or placebo in patients with osteoarthritis of hip or knee: network meta-analysis.

以治療「退化」性膝關節炎。玻尿酸是大眾較為熟知的錯誤譯名，正確名稱是透明質酸，它是關節滑液及軟骨的主要成分之一（圖1-3），具有特殊生物活性，能攜帶五百倍以上的水分，保水性佳，更具有無毒、低免疫反應、高生物相容及生物可分解以及人體可吸收等特性，早就被廣泛使用在各醫學領域，如：促進傷口癒合、眼睛手術、外科手術防黏劑、美容醫學的皺紋填補、臉部組織的調整等。臨床上所使用的，有由新鮮雞冠提煉精製而成，也有人工合成的。

透明質酸注射至膝關節腔內的作用，就像替生鏽的齒輪加上潤滑油，它可覆蓋於軟骨表面保護軟骨，增加潤滑度，避免關節攣縮，進而增進關節活動範圍，改善日常生活品質，更可減少軟骨持續磨損，延緩置換人工關節的時間。近年來，諸多由藥商贊助的臨床實驗肯定它的卓越療效，病患也因此趨之若鶩。

不過，最近丹麥哥本哈根大學老人及免疫風溼科的醫療團隊，在《斯堪地那維亞免疫風溼學》雜誌**10**，發表一篇較客觀的研究報告，值得參考。結論是：在關節腔注射透明質酸或生理食鹽水，結果是差不多的。

這個醫療團隊設計了一個嚴謹的臨床試驗，他們以雙盲隨機方式將二百五十一位嚴重程度相當的「退化」性膝關節炎患者分成三組，每週施打下列不同製劑，四週共施打四劑：第一組：透明質酸注射劑二毫升（Sodium Hyaluronate）；第二組：生理食鹽水二十毫升（擴張關節腔，有舒緩症狀的效果）；第三組：生理食鹽水二毫升（對照組）。治療後，持續觀察二十六週。

結果顯示：無論在疼痛的減輕、功能的改善、止痛藥的使用情形，各組治療方式都沒有統計學上的差異。在客觀的疼痛程度計分（VAS, Visual Analogue Scale）及詳細的膝蓋損傷及「退化」性關節炎追蹤量表（Knee Injury and Osteoarthritis Outcome Score, KOOS）計分方面，三組均有相同的改善程度，這間接證明：關節腔注射劑有類似安慰劑的效果。症狀治療的短期效果是如此，長期使用又是如何呢？可否減緩甚至扭轉關節退化呢？可惜，到目前為止，仍無足以採信的相關報告！

關節腔注射劑的研究報告，近年來有如雨後春筍，充斥學界，讓人看了眼花撩

10 Scand J Rheumatol. 2008 Mar-Apr;37(2):142-50，Intra-articular sodium hyaluronate 2 mL versus physiological saline 20 mL versus physiological saline 2 mL for painful knee osteoarthritis: a randomized clinical trial.

亂，臨床醫師無論正反兩方，都可找到足夠的佐證支持其是否執行關節腔注射的醫療行為。

二〇一三年九月，有一篇有趣而發人深省的系統性回顧整理的論文[11]。作者檢視了四十八篇使用透明質酸注射劑治療「退化」性膝關節炎的系統性回顧報告，這些研究都是採用前瞻性、隨機分配、以安慰劑為對照組的臨床試驗。針對它們對治療效果所下的結論，是否與該研究有得到製造商的支持做相關性分析，其中三十篇（六二・五％）研究聲明是由製造商支持的，只有三篇（六・二五％）聲明與製造商無關，另十五篇（三十一・三％）未表明研究經費來源。

結果發現，三十篇由製造商支持的研究結果，都支持透明質酸注射劑的療效，其他十八篇未表明與製造商有利益衝突的研究中，有十一篇認為透明質酸注射劑的療效並不比安慰劑好。真是頗值玩味的結論！

前來我們關節中心尋求進一步治療的慢性膝痛病患，經仔細詢問，十之八九曾接受過關節腔注射透明質酸的療程，評價好壞參半（與安慰劑差不多），以其高成本來看，若只能得到短暫的安慰劑療效，確實應三思而行！若使用不當（未順利注入關節腔）或關節滑液囊對透明質酸產生過敏發炎反應，反而使疼痛加劇，甚至導致關節滑液囊因重複發炎而逐漸變厚、失去彈性，偶而也會碰到因侵入性細菌感染而必須接受重複清創手術、提早置換人工關節的病例（圖1-4），得不償失！

迷思九　血小板濃縮製劑可有效治療「退化」性關節炎

正解：

繼玻尿酸製劑之後，抽取病患本身的血液，經過離心處理後，將分離出來的血小板濃縮液（Platelet-Rich Plasma，以下簡稱 PRP）注射至關節腔，由於含有較高濃度的生長因子，被認為有促進人體組織修復及再生的功效。這種治療「退化」性膝關節

11 Conflict of interest in the assessment of hyaluronic acid injections for osteoarthritis of the knee: an updated systematic review. J Arthroplasty. 2013 Sep; 28（8 Suppl）: 30-33.

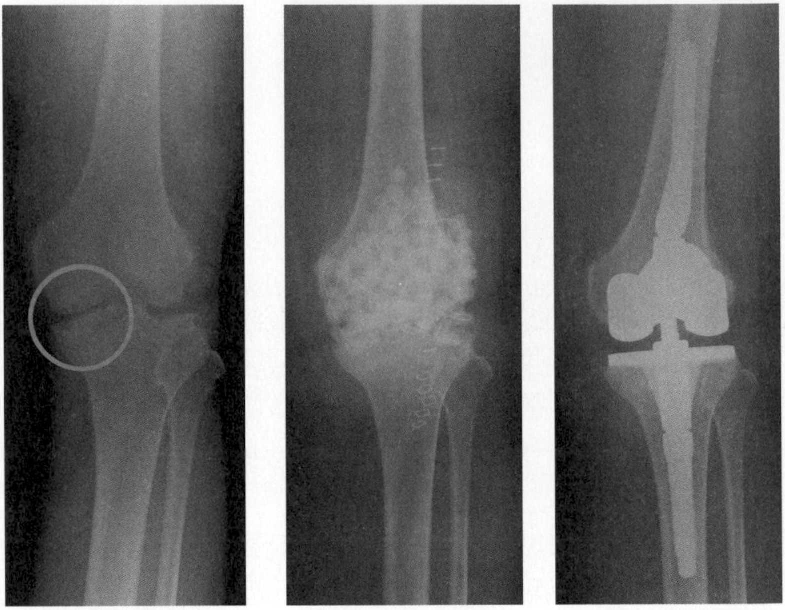

圖1–4　重複注射玻尿酸，導致細菌感染，軟骨嚴重受損，只能以人工關節置換手術挽回功能

炎的做法，在一些社會名人現身說法的加持下，成為熱門的選項。

但目前仍然沒有足夠證據顯示PRP對「退化」性膝關節炎有長期的治療效果，更沒有客觀證據顯示它能讓「退化」性膝關節炎患部的軟骨增生！近幾年，一些臨床試驗的結果陸續出現，相關論文已有數十篇，不過，這些研究因追蹤時間過短（半年～一年）、沒有對照組、只以病患的主觀感受評估治療效果、缺少影像或組織切片的客觀證據。

若了解本書第二章的致病機轉，就可以清楚了解，導致這些臨床研究得不到預期結果的主要原由是：他們並不知道也沒有先把造成膝關節「退化」的原因去除！當然就沒辦法得到確實的長期治療效果，只得到暫時的消炎止痛效果。

由於血小板濃縮液的使用漸趨浮濫，衛福部已出面釐清亂象：PRP的效果尚無定論，醫療院所不得宣稱PRP具有療效[12]。

12 衛福部一〇四年七月六日衛福部醫字第1041663683號函PRP非屬細胞治療範疇，於臨床上醫師使用PRP視為醫療行為，應向病人清楚告知，並取得其同意。按PRP之效果尚無定論，醫療院所如欲對外宣稱PRP療效者，應依據人體試驗管理辦法規定先向衛生主管機關申請人體試驗，以證實其療效。爰上，醫療院所不得以任何形式之醫療廣告宣稱PRP療效，若查有違規具體事證依法處辦。

近年來，因「退化」性膝關節炎前來本中心就診的病友，接受過PRP治療的比率已超過五成，都會區更為明顯。

注射PRP如同注射玻尿酸，只有暫時的消炎止痛效果，並非治本，卻有以下隱憂：

- 延誤病情。暫時止痛後，膝關節失去自然的保護機制，誤認為改善，繼續不當使用，可能會加速損壞。
- 未正確注射到關節腔內。順利打入關節腔是不會痛的！若注射後疼痛反而加劇數天，就要懷疑是沒打入關節腔！若長期重複注射，會導致關節囊及周邊軟組織纖維化，軟骨間的靜態壓力因此逐漸增加，加速退化，更增加執行「關節軟骨再生促進手術」的困難度！若不幸感染細菌，整個關節就報銷了，連置換關節都無法恢復正常功能！

根據我們的研究統計，四十歲以上，因長期膝痛問題而就診的民眾，有超過九

○%的機率會被診斷為「退化」性膝關節炎，自然就被放入目前全世界通用的治療流程：復健→消炎止痛藥→葡萄糖胺、軟骨素→注射關節液（玻尿酸）→注射血小板濃縮製劑（PRP）→置換人工關節。也就是說，目前全世界通用的治療「退化」性膝關節炎指引，其實就是消極的拖延戰術，直到置換人工關節。

PRP的盛行，是民眾寧願花大錢解決病痛的怪現象。準備接受PRP治療的病患，應徹底了解這只是暫時減輕疼痛的方法之一，本中心二〇一四年開始針對三十位第三期「退化」性膝關節炎病患執行為期一年的雙盲臨床試驗，結果顯示：同一病患之雙膝，注射PRP與注射生理食鹽水的治療效果並無明顯差異。

實例：

接受PRP注射三次，症狀改善，誤以為病情已控制。結果，過了兩年（圖1-5），已從第二期進展到第三期：

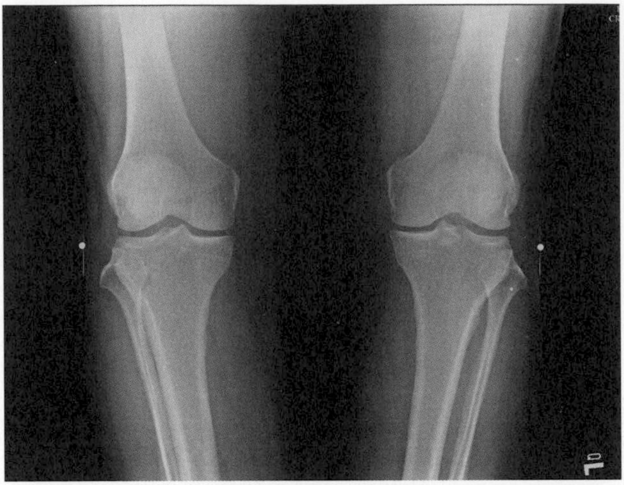

注射前

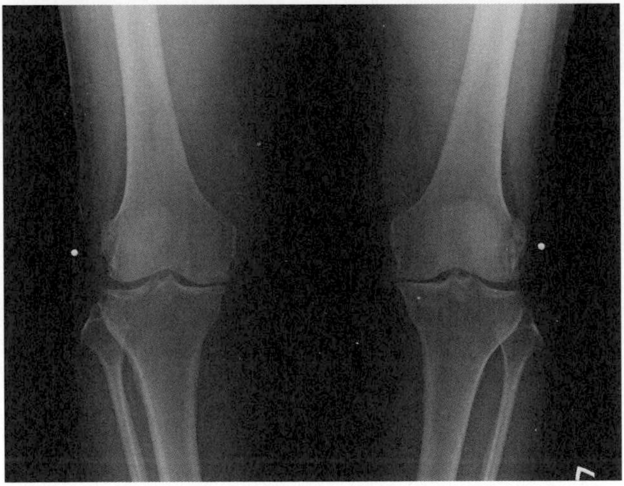

兩年後

圖1-5　注射PRP兩年，延誤病情

迷思十　置換人工膝關節是治療「退化」性膝關節炎的最佳方式

正解：

當膝關節病變進展到末期時，關節面軟骨嚴重磨損，甚至出現變形，導致疼痛、行動不便、功能受限，會嚴重影響生活品質。置換人工膝關節可以明顯的減輕症狀、矯正變形，有效的改善關節功能，是治療「退化」性膝關節炎回饋最快、效果最明顯的方法（圖1-6），也造福了無數原本不良於行的病患。

不過，人工膝關節置換手術的過程無可避免必須破壞正常的組織（例如需將膝關節的前後十字韌帶及半月軟骨切除），也因此，人工膝關節無法完全取代自然關節的生理功能，換了關節，行動上無法像天生的關節般靈活自如，患者要有這樣的心理準備。

此外，偶而還是會碰上併發症，接受手術前，要了解並慎重考慮：

● 手術中可能發生的風險和併發症：如靜脈栓塞、心肌栓塞、腦血管病變、輸血

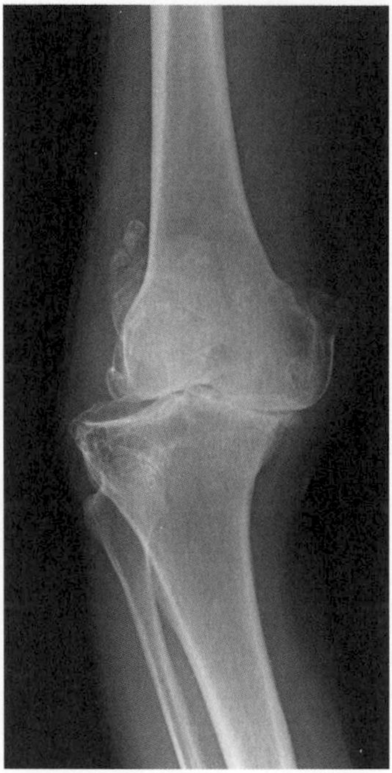

術前

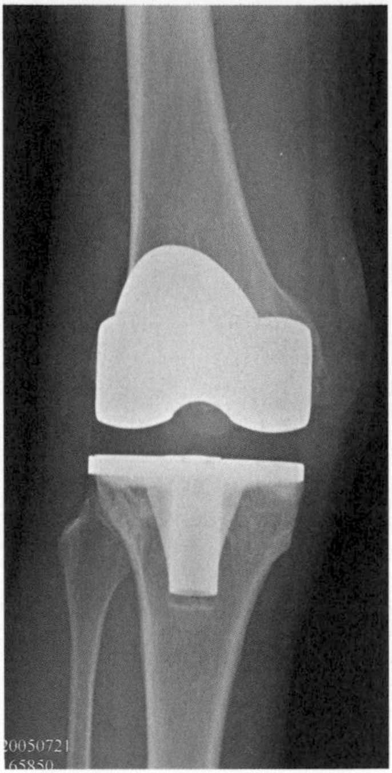

術後

圖1-6　人工關節置換手術，療效顯著

反應等。

- 細菌感染：在先進手術房進行，感染機率僅約千分之五。不過，萬一不幸遭細菌感染，則需接受重複的手術清創，必要時甚至需將人工關節取出，待細菌完全清除後再重新置入。（植入物也可能在順利的手術後幾個月、甚至幾年後被身體其他部位的感染波及，而必須重複手術。）
- 關節僵硬：膝關節彎曲角度若無法達到滿意程度，需視情況以關節鏡處理，以增加彎曲角度。
- 人工關節定位不良：產生脫臼、半脫臼、活動範圍不足等情況，嚴重時需重新手術，矯正錯誤。
- 人工關節鬆脫、磨損：長期或過度使用導致磨損，造成接合面因骨融化（osteolysis）而鬆脫，需重新手術，植入新的人工關節。
- 人工關節鄰近骨折：人工關節與骨骼的交接處是應力集中點，萬一跌倒，容易在此處折斷，輕者可以復位固定手術治療，嚴重時，可能需要重新置換植入物。

決定接受手術前，更要清楚的明瞭，由於它是治療膝關節病變的最後防線，選擇這個方向，就等於是踏上了無法回頭的不歸路，不可不慎。

迷思十一 人工膝關節置換傷口越小（迷你傷口）、傷害越少、復原越快

正解：

人工關節市場競爭激烈，部分廠商結合少數醫師推出迷你傷口吸引病患，十年前確實在骨科界引發正反兩方激烈爭論。其實，放入同樣大小的人工關節，硬是把傷口縮小，等於增加了手術的困難度，並不符合外科手術必須「看得清清楚楚，做得確確實實」的基本原則。

事實也證明，長期的追蹤研究並未發現迷你傷口的好處，反而因手術的困難度增加、能見度較差，產生併發症的機率較高。甚至，有些廠牌為了遷就小傷口，犧牲人

工關節的原始設計，將部分元件縮小，很可能會影響這類「改良型」人工關節的使用壽命。

迷思十二　人工關節只能使用十年

正解：

大部分的人工膝關節是由鈷鉻鉬合金（Cobalt-Chrome-Molybdenum）和經過強化處理的聚乙烯材料依據人體關節的構造和功能製作而成。為了讓人工關節和人體骨骼緊密結合，會使用骨水泥（Bone Cement）固定，或利用人工關節上的孔狀處理（Porous Coating），讓骨頭長入。

金屬與聚乙烯材料都有一定的壓力耐受程度，使用頻率越頻繁、負重越多，材料疲勞越早發生。一般而言，對於年齡越輕、活動力越強的病患，人工關節的壽命就越短。也因此，人工關節究竟可以使用多久，與個別病患的使用習慣有關。依據臨床上的追蹤報告，對於活動度較低的年長者（六十歲以上），由經驗豐富的團隊手術置換關節後，有九十五%以上的人可使用超過十年。實際上，對於逐年活動度減低的長者而言，十年以上的耐用度等同於足以陪伴一生了！

因此，人工關節只能使用十年是錯誤的說法！

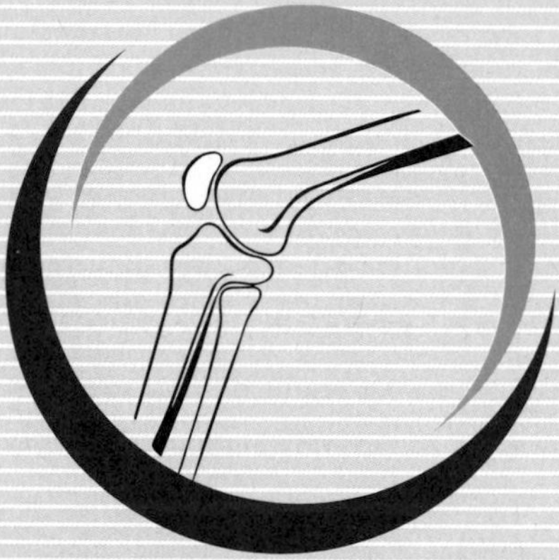

chapter

2

「退化」性膝關節炎，不是退化，是摩擦

真正病因不是「退化」

歷經百萬年的演化，人體膝關節構造之精緻完美，理論上，軟骨並不容易受傷或「退化」，除非結構受到破壞（像是因為過度激烈運動造成半月軟骨、十字韌帶損傷，甚至是骨折等），膝蓋的穩定度受到影響，軟骨才會受到波及而逐漸損壞，這在醫學上稱為「外傷性骨性關節炎」，約占「退化」性膝關節炎患者的一〇％；然而，絕大部分的人沒受過傷（占了「退化」性膝關節炎患者的九〇％），為什麼他們的膝關節還是會「退化」？

中年（四十歲）以上的膝痛患者如果去找醫師，由於X光檢查總是會看到或多或少軟骨破壞的現象，幾乎都會被診斷為「退化」性膝關節炎。目前全世界接受正統訓練的醫師對「退化」性膝關節炎病人的標準治療建議依序是：復健↓服用消炎止痛藥↓補充軟骨成分製劑（葡萄糖胺）↓注射潤滑保護製劑（玻尿酸），若無效，則建議注射血小板濃縮製劑（PRP）。最後，就只好換人工關節。

這樣的傳統療程並不能根治「退化」性膝關節炎，反而讓各種另類療法有很多發揮的空間，花錢事小，因此延誤病情，就得不償失了。

內側皺襞與內側摩擦現象

根據筆者的長期觀察以及十年來的研究，這九〇％患者的病痛，真正原因並不是「退化」，絕大部分是內側皺襞與關節的摩擦造成的「內側摩擦症候群」。

內側皺襞是在胚胎發育過程中，殘留在膝關節滑膜腔中的皺襞（圖2-1），外型像是衣服的皺褶，正常人膝關節平均每年彎

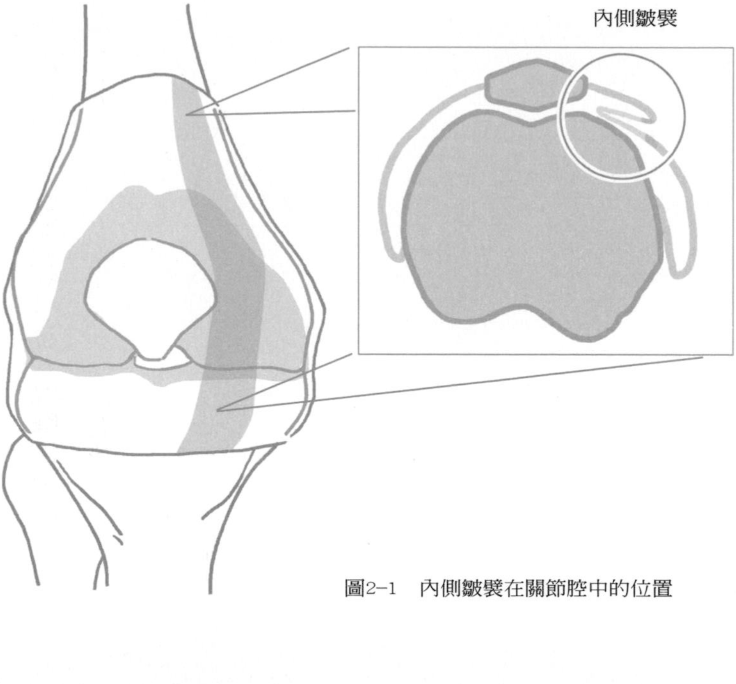

圖2-1　內側皺襞在關節腔中的位置

曲多達百萬次，每次膝蓋彎曲、伸直時，內側皺襞與關節股骨內髁會互相摩擦而產生物理及化學破壞（圖2-2、2-3），隨著年齡增長，內側皺襞與股骨內髁摩擦達數千萬次，若是從事必須一再重覆彎曲及伸直膝蓋的活動或工作，摩擦次數就更多了。

因此，原本像新鮮絲瓜一樣柔嫩的內側皺襞，經年累月摩擦後，最後會變成像菜瓜布一樣粗糙。人在年輕時，內側皺襞是平滑且薄的半透明狀；至三、四十歲時內側皺襞開始纖維化，漸漸失去彈性而變硬；五十多歲以後即出現磨損、發炎，對關節軟骨的破壞逐年增加。

內側皺襞終其一生會影響膝關節的活動，也會因為每個人的日常活動及工作狀況不同，而造成膝關節不等程度的「退化」。當內側皺襞發炎、變厚、缺乏彈性時，就會磨損股骨表面的軟骨。內側皺襞本身被重複夾擊而產生的發炎現象也會釋放出有害的化學物質，使關節軟骨逐漸崩解。軟骨磨損或崩解後產生的碎片，會掉到關節中，產生更多不正常摩擦而導致軟骨加速破壞，致使膝關節繼續「退化」。

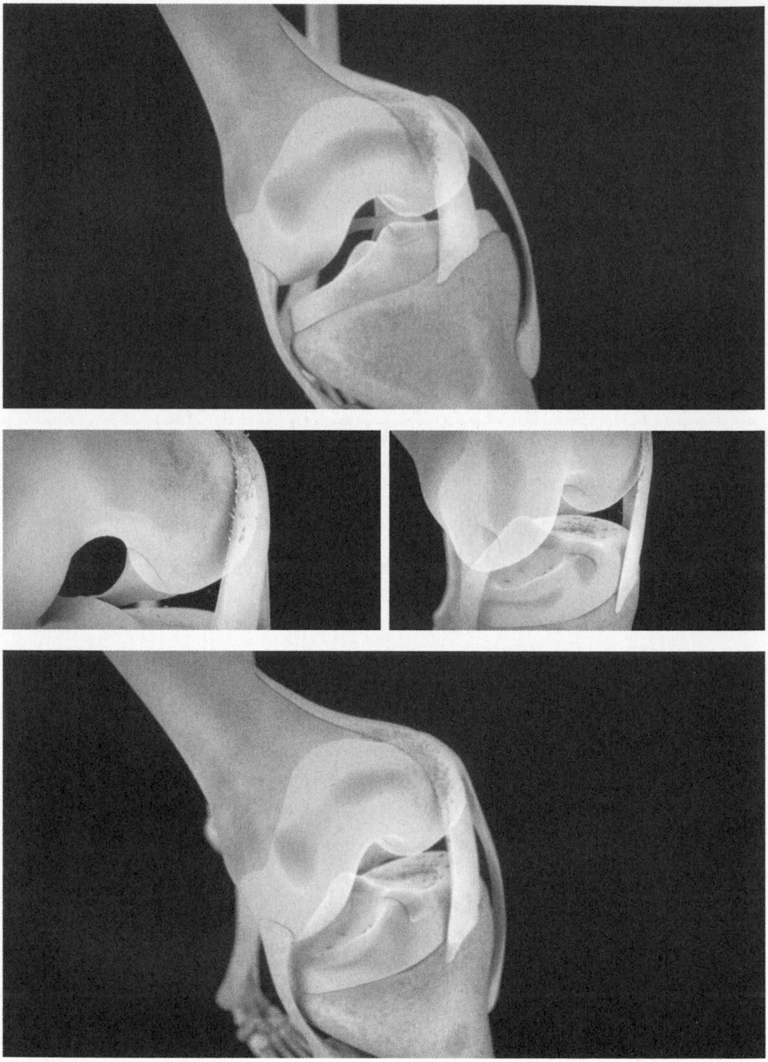

圖2-2　物理性磨損：膝蓋彎曲伸直時內側皺襞與股骨內髁互相摩擦

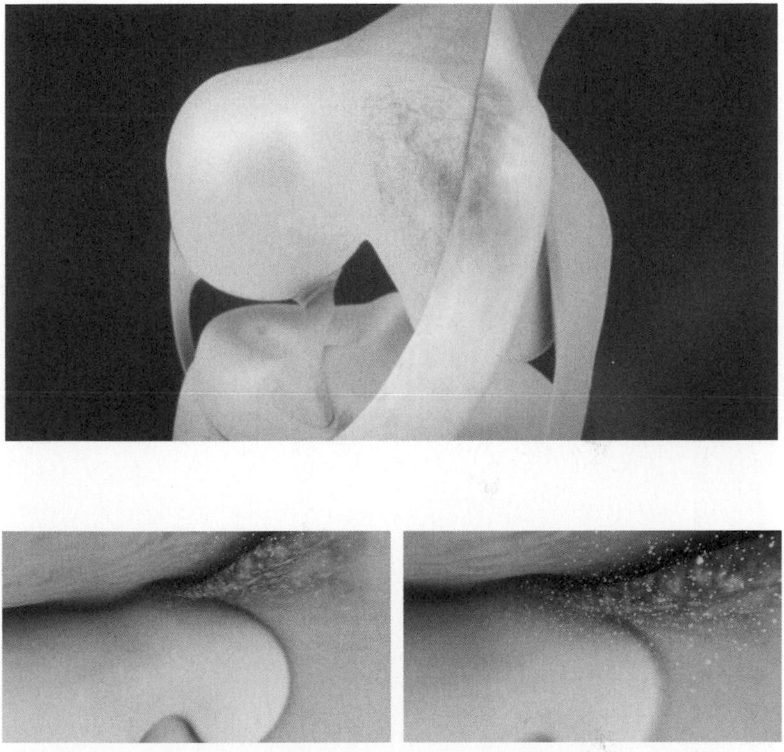

圖2-3　化學性破壞：內側皺襞發炎會釋放出有毒化學物質侵蝕關節軟骨

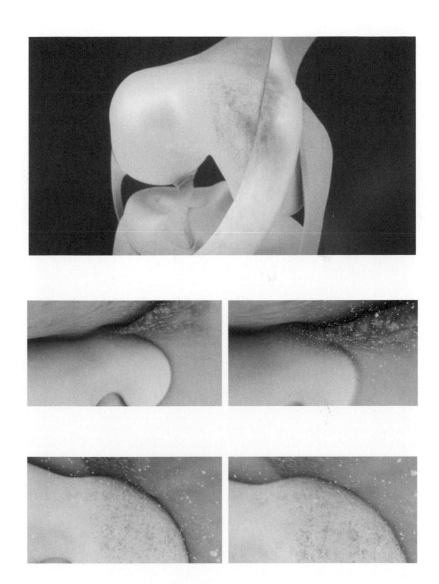

「退化」性膝關節炎，九十五％是因摩擦造成的

根據我們（大林慈濟醫院關節中心附屬之「退化」性膝關節炎研究室）長期的臨床研究發現：內側皺襞與股骨內髁經年累月互相摩擦產生的「內側摩擦現象」，是造成膝關節「退化」的重要原因。

四十歲以上被告知患有「退化」性膝關節炎的人，他們的膝痛，有九十五％是內側皺襞引起的「內側摩擦現象」造成的。內側皺襞與關節軟骨相互重複摩擦（或是單次受傷）導致發炎而引發的一組臨床症狀，就是「內側摩擦症候群」。

為了定義「內側摩擦症候群」這個目前在醫學教科書無法查到的新名詞所寫的研究論文，歷經五年的嚴格檢視及漫長等待後，已在二〇一五年被重要醫學雜誌《Medicine》接受並刊出（論文中文摘要請見附錄一）。此外，綜合說明內側皺襞與股骨內髁重複摩擦所引起的「內側摩擦現象」，在膝關節軟骨「退化」中，所扮演

的角色之論文也於同年刊登在《Medical Hypotheses》（中文摘要請見附錄一）。

我們曾對一百六十三位年齡超過四十歲、經關節鏡檢查證實有「內側摩擦現象」的患者進行一系列調查，得到了以下對於「退化」性膝關節炎的臨床診斷依據：

症狀

疼痛：是一種深層的抽痛或割裂痛，爬樓梯（尤其是下樓梯）、屈膝久坐後突然起身伸直膝關節時，疼痛感會更嚴重；夜晚睡覺時，常會有疼痛難耐的情形，很難找到一個舒適的睡姿。有些時候，可以明確感受到疼痛位置是位於膝蓋前內側。

摩擦音：當膝蓋彎曲、久坐後起身時、或突然變換姿勢時，偶而會聽到清脆的彈撥音或摩擦聲音，可能會伴隨著疼痛。

卡住或鎖住：偶爾會感受到膝關節突然「軟下去」、無法使力，或是在某些姿勢似乎會鎖住，這些現象多半發生在負重時半彎的膝關節。有時，在長時間或坐或躺後起身開始走路時，會發生鎖住的現象，站著幾分鐘，稍稍擺動膝蓋，過一會兒才會鬆開。

誘發因素

受傷：如跌倒時膝蓋突然彎曲，膝關節前內側的直接撞擊傷害，採跪姿或蹲姿時因突然改變姿勢而扭傷膝蓋。

屈膝活動：因工作或運動，反覆或長時間彎曲膝蓋，如蹲、跪、爬樓梯、走斜坡、爬山、騎自行車，或長時間駕駛或騎乘各種交通工具。

女性：女性在日常活動中往往比男性更常彎曲膝蓋。

宗教：需要反覆蹲或跪的宗教儀式。

膝部理學檢查表徵

局部壓痛：按壓髕骨下端內側緣和股骨內側髁脊間部位，會有明確的局部疼痛。

可觸摸到帶狀物：在上述觸痛部位可能摸得到條狀物，活動關節時會伴有彈響或摩擦音。

刺激試驗：要重現這種特有的疼痛及條狀物摩擦音，可用一隻手的拇指壓住壓痛點，並用另一隻手反覆彎曲膝蓋來進行刺激試驗。

影像學的發現

隨著病程進展，可清楚看出內側髕股關節間隙明顯變窄（圖2-4）。嚴重個案，除了逐漸變窄的內側髕股關節間隙，在髕骨內緣和股骨內側髁伴隨有骨刺形成，有時也會在股骨內側髁軟骨下發現囊腫及骨質硬化情形（如圖2-5）。

圖2–4

圖2–5

人體軟骨在正常狀況下，破壞與修復速度相當，呈現平衡狀態，「內側摩擦現象」會增加破壞速度，軟骨修復的速度跟不上，導至軟骨代謝失去平衡，表現出持續「退化」現象。

若能即時接受「膝關節健康促進方案」的治療，「退化」現象是可能逆轉的。

膝關節健康促進方案

二〇〇七年起，筆者結合骨科、家庭醫學科、老人醫學科、風溼免疫科、復健科醫師以及相關護理人員，開始推動一套能有效治療「退化」性膝關節炎的計畫——「膝關節健康促進方案」（圖2-6）。眾多接受此方案中的「關節鏡軟骨再生促進手術」而回復正常生活的病患，回想過去數年的輾轉求醫過程，都有一種「被延誤病情」的深刻遺憾。

以搶救逐漸荒蕪的庭園來做比喻，正常的膝關節就如同達到生態平衡的庭園，關節軟骨像是庭園內欣欣向榮的植物。內側皺襞引起的「內側摩擦現象」持續破壞關節內的代謝平衡，軟骨因而表現出所謂「退化」的現象。就如害蟲入侵庭園，植物逐漸凋亡，醫師的適時介入，有如園丁出現，給了一線生機。這套整合性的治療方案包括：

- 詳細的術前診斷、病情評估、以及完整的衛教。
- 以關節鏡進行「膝關節軟骨再生促進手術」這項關鍵手術。
- 術後必要之軟骨再生促進療程。

“膝關節健康促進方案” 療程

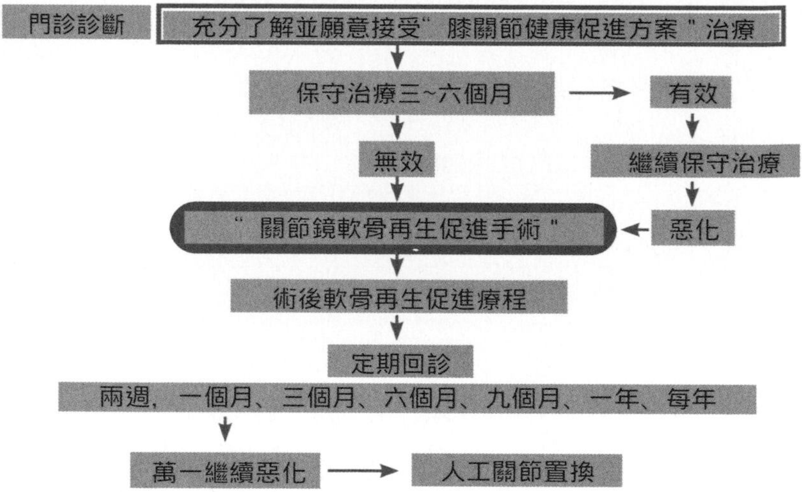

圖2-6

你的膝關節炎有多嚴重？

只要了解「膝關節健康促進方案」的每個步驟，應該就能徹底了解平常該如何正確使用膝關節。萬一出現毛病，也能先行自我保健。因此，有了這些知識也等同得到就醫須知，更可避免因病急亂投醫產生的不良後果！

在接受「膝關節健康促進方案」治療前，必須以放射線檢查全面評估膝關節的狀況，依站立情況的前後、側面及平躺屈膝等三個方位之標準X光檢查，以了解關節間隙變窄的程度、骨刺嚴重情形、股脛角度、以及是否有鬆動不穩定的現象，我們對每個膝關

表2-1　手術治療原則

分期	關節鏡手術	關節面整形(半)	全人工關節置換
一	－	－	－
二	＋＋＋	－	－
三	＋＋＋＋	－	－
四	＋＋	＋＋＋＋	＋＋＋
五	－	－	＋＋＋＋

節腔建立臨床分期，以做為決定治療方式的依據（表2-1）。

以下是以內側腔為例，依嚴重程度分為五期（圖2-7～圖2-11）：

對於所有第一、第二期及某些第三期病患，建議在醫護人員監控下先接受保守治療至少三個月。保守治療主要是：

- 避免爬樓梯、爬山、騎腳踏車、蛙式游泳、蹲、跪、屈膝久坐等。
- 合適的運動是健走，自由式游泳或水中行走。

保守治療成功的必要條件是，患者及其家人要能夠完全了解治療的理念。首先，必須透澈明瞭「內側摩擦現象」是造成「退化」性膝關節炎的重要病因，然後，在檢視並分析自己的日常生活型態後，修正個別的日常活動、工作及運動方式，以避免或減少「內側摩擦現象」的發生。

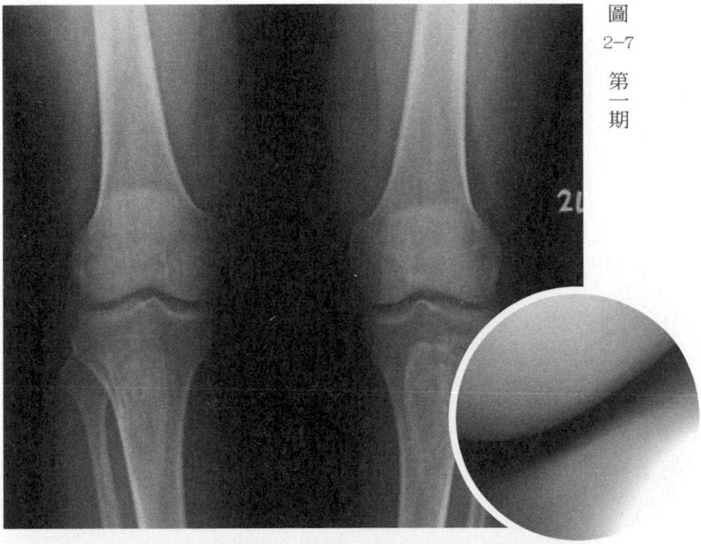

圖2-7 第一期

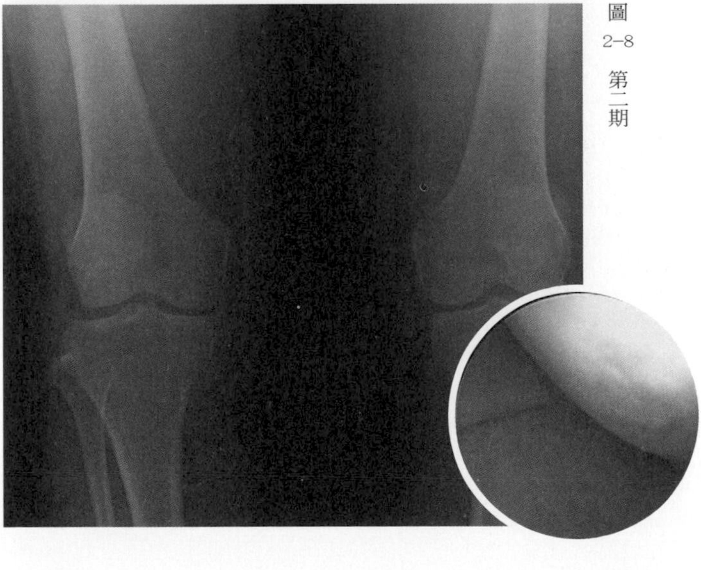

圖2-8 第二期

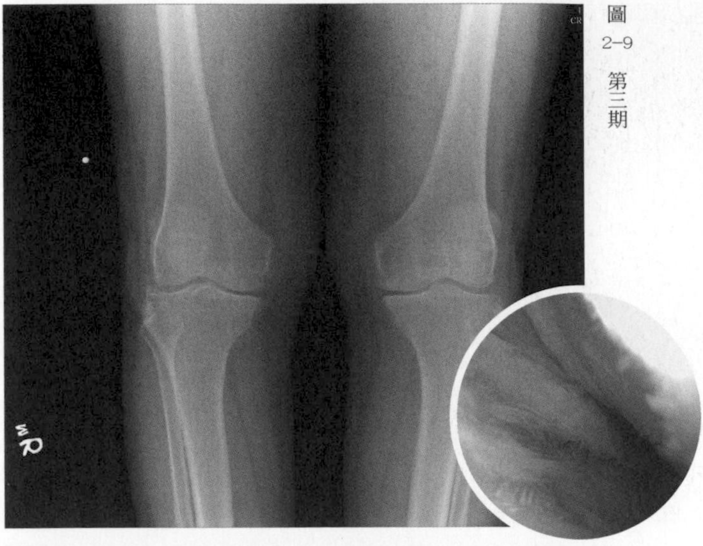

圖2-9 第三期

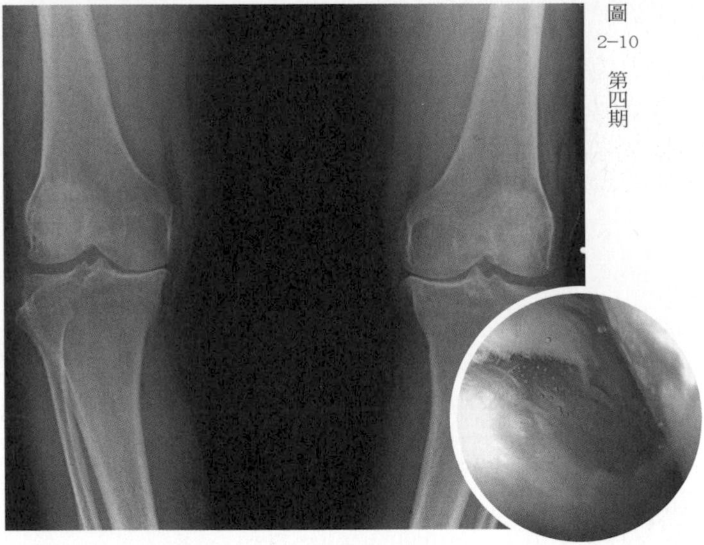

圖2-10 第四期

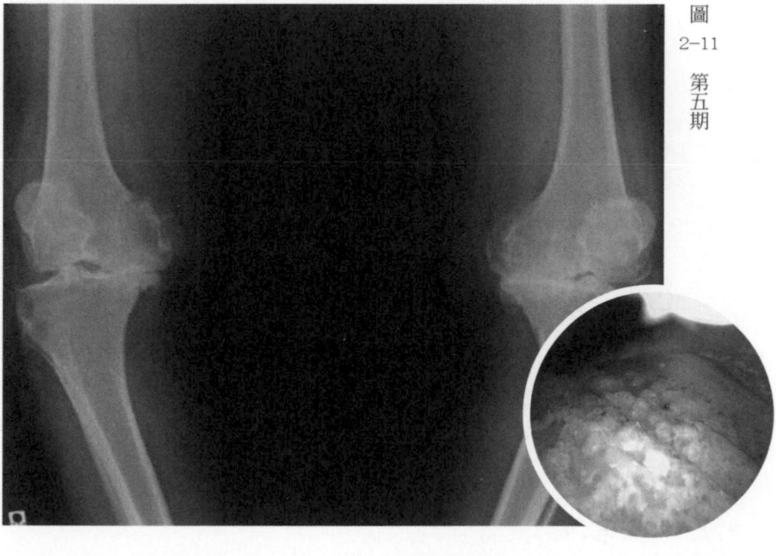

圖2-11　第五期

原則上，需要反覆彎曲膝蓋的動作或運動是有害的，表2-2所列的活動和運動就是以此原則列出，其他未被列出的，可依此原則類推。

此外，包括膝關節周圍的肌力訓練和軟組織伸展的居家復健的教導和追蹤執行情形，應由接受過相關訓練的特定人員（如個案管理師、專業護理師、復健師或運動防護員）密切管控。

若經過保守治療仍無法改善症狀，或追蹤回診時發現有軟骨持續磨損現象，可評估是否適合接受「關節鏡軟骨再生促進手術」，去除關節內的有害因素，以促進軟骨自然修復。

表2-2　適合或有害的活動

適合的活動	有害的活動
走路	爬樓梯或爬山
慢跑	重複蹲、跪（例如：園藝活動）
高爾夫球	騎腳踏車
自由式、蝶式游泳	蛙式、仰式游泳

關節鏡軟骨再生促進手術

傳統治療「退化」性關節炎的關節鏡手術，對於中度的「退化」，經由關節鏡沖洗掉軟骨碎片，可暫時減輕關節腫脹與不適，不過最多只能維持半年。對於重度的「退化」，因有大片的軟骨剝離，軟骨下骨頭直接露出，則會藉電動器械做關節面的磨整及鑽孔手術。

但這類關節鏡手術只是漫無目的做沖洗、清創、及骨鑽孔的動作，雖能暫時減輕症狀，並無積極的長期治療效果，近年已在世界各專業學會（如美國骨科醫學會、國際退化性關節炎研究學會、歐洲風溼病聯盟）所制定的治療指引中，被列為非必要的手術。

至於「關節鏡軟骨再生促進手術」，則是以關節鏡及電動抽吸刀片，清除內側皺襞及相關的發炎組織、移除剝落的軟骨碎片、修整破裂的半月軟骨，就像是幫關節做個大掃除。最後，再微調軟骨間的鬆緊度，以解除關節軟骨間的壓力。

執行時，依每個膝關節的不同病情，進行內側放鬆、外側放鬆、半月軟骨部分切除、關節囊清除、游離骨移除以及軟骨整形術。偶而單一手術即可解決問題，大部分情況則需進行兩種以上的手術組合。最終目的是清除關節內所有不正常的摩擦以及發炎組織，並調整關節腔各部位的壓力，以提供軟骨最佳的代謝環境，促進其自然修復。

通常，「退化」性膝關節炎的關節間隙異常狹窄，很難透過常規關節鏡檢查發現隱藏在狹窄間隙內的病灶，只有在經過適當的滑膜切除及關節鏡「內側放鬆術」後，才會

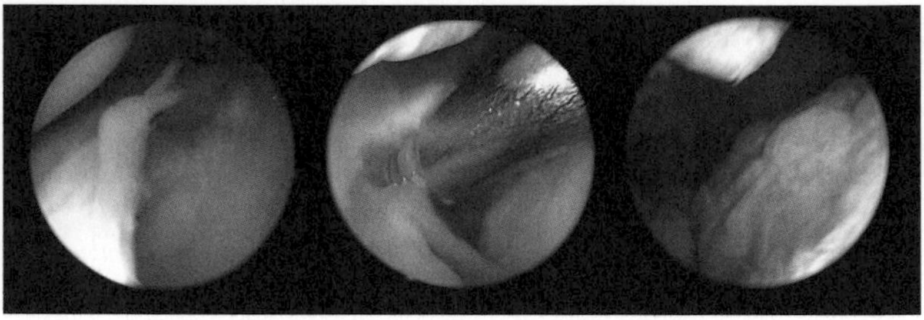

揭開隱藏病灶的面紗

圖2–12　左圖，病變的滑膜組織充斥髕骨內側與股骨內側髁間隙；中圖，「關節鏡內側放鬆術」過程中將肥厚的內側皺襞和相關組織予以清創和清除；右圖，「隱藏病灶」清楚可見。

現出全貌（圖2-12）。因此，「內側放鬆術」是解除「內側摩擦現象」的關鍵技術。

在骨科領域，僅有受過運動醫學次專科訓練的骨科醫師具有執行關節鏡手術的能力，何況，要在因「退化」而空間緊縮的關節腔內執行手術，需要更精巧熟練的技術。對於執行「關節鏡軟骨再生促進手術」的醫師，我們所設計的專業研習課程有完整的認證標準：負責醫師及護理師必須完成實際觀摩學習課程、加上累積有執行一百例的經驗、並且在追蹤超過一年後，這些病人有超過百分之八十的比例是滿意的。

「膝關節健康促進方案」相關資訊

想獲得相關資訊請加入「膝關節健康促進方案」專屬網站
http://khpo.iiiedu.org.tw，並可參考以下多媒體資料：

「發現」新膝望 - 退化性膝關節炎
https://www.youtube.com/watch?v=1S3Y8xW_tK8

慈濟醫療志業膝關節健康促進中心
http://dl.tzuchi.com.tw/jointcenter

膝關節健康促進研習課程
http://www.joint.idv.tw/plc/

關節中心知識管理中心

http://lms.tzuchi.com.tw/km/jointcenter/

衛教影片：http://dl.tzuchi.com.tw/jointcenter/health

健康OK棒衛教網站

http://ok.tzuchi.com.tw/okban/index.html

Joint 生活家 http://www.joint.idv.tw

呂紹睿部落格 http://blog.xuite.net/srlyu/wretch

軟骨可以再生

軟骨跟身體的任何組織一樣，在正常情況下，有破壞也有修復，處於動態的新陳代謝平衡。筆者發現，內側皺襞造成的「內側摩擦現象」是破壞這平衡的重要因素。「內側摩擦現象」造成軟骨的破壞程度與個人的日常生活使用狀況有關，摩擦次數與程度少，軟骨就能及時修復，反之，若摩擦次數與程度過多，軟骨趕不及修復，就會被誤認為是「退化」（圖2-13）。基於這樣的認知，筆者對「退化」性膝關節炎患者所採取的「關節鏡軟骨再生促進手術」，是透過微創手術除去「內側摩擦現象」、調整軟骨間的壓力、並清除關節內所有會破壞軟骨的因素，恢復膝關節原本的健康環境，軟骨自然就會自行修復了（圖2-14）。

「膝關節健康促進方案」已累積了數千例成功扭轉「退化」的病例，請參閱本書附錄二的病例分享。

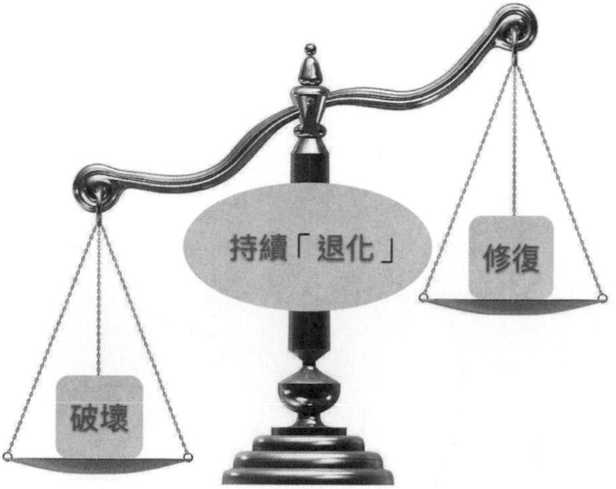

圖2–13

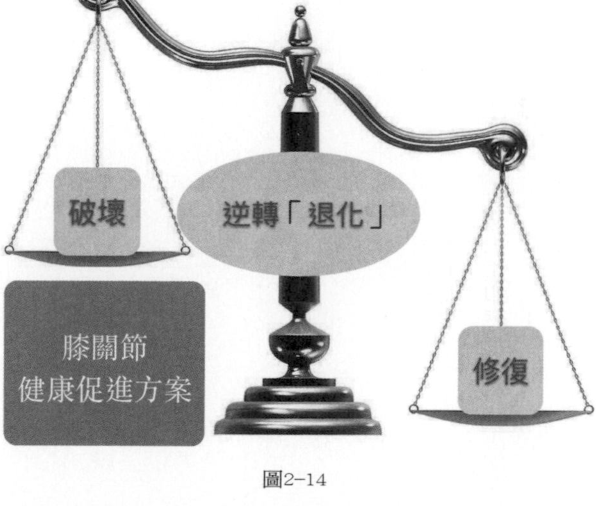

圖2–14

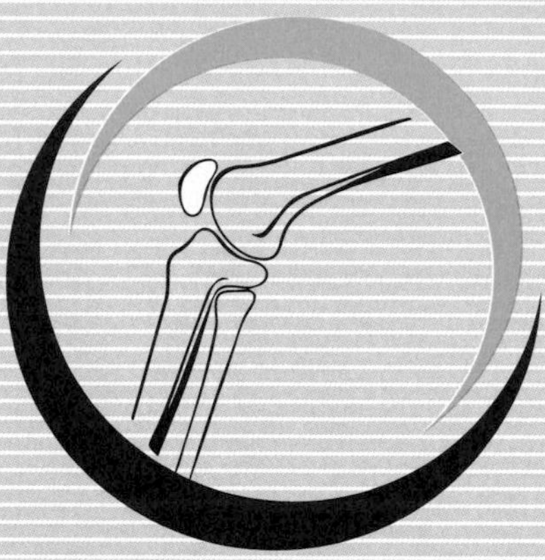

chapter

3

膝關節日常保健與運動須知

護膝，從每天日常活動開始

現在讀者應該已經了解，「退化」性膝關節炎其實不是退化，只要懂得膝關節的保健，正確的使用它，到老都不會退化。

每天，我們從起床開始，就需要不停的使用到膝蓋，平均一年要彎曲一百萬次！過了四十歲，如果有不明原因的膝蓋疼痛，就要特別注意了。至於沒有膝痛的人，雖不用特別擔心，偶爾留心一下也能夠及早預防。

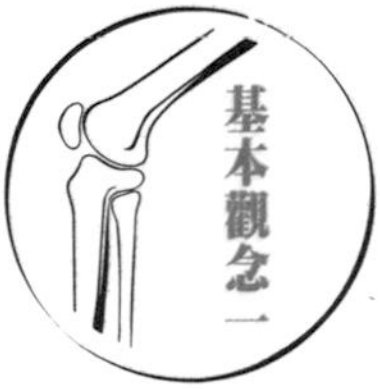

膝蓋彎曲角度是關鍵

自然賦予的保護機制：四角連桿機構

由於膝關節已演化成精密的四角連桿機構，在零度（完全伸直）～三十度的活動範圍（圖3-1），膝關節面與面之間的運動模式是互相滾動的，軟骨表面並不會產生具有破壞作用的摩擦現象；彎曲過了三十度後（圖3-2）軟骨間才開始混雜有互相摩擦的滑動運動；超過六十度之後（圖3-3）就完全是會有摩擦破壞作用的滑動運動了。

人類自然的移動方式（如走路、跑步），在受力的站立期，膝關節的彎曲角度並不會超過三十度，軟骨是完全不會受傷的。

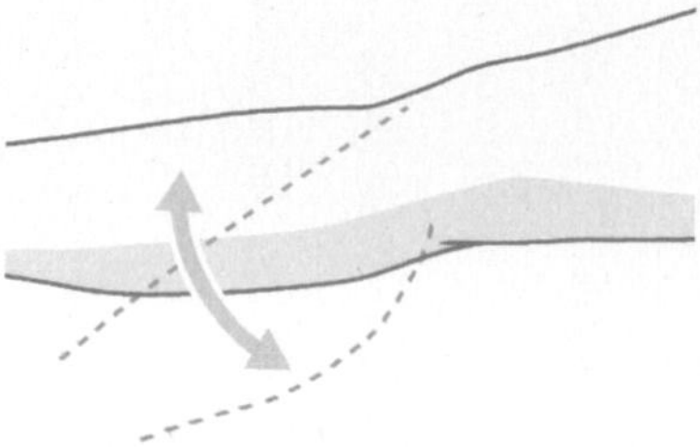

圖3–1　膝蓋彎曲角度0–30

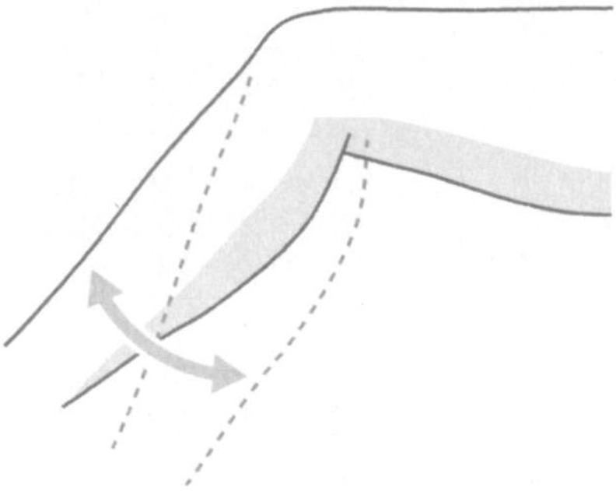

圖3–2　膝蓋彎曲角度30–60

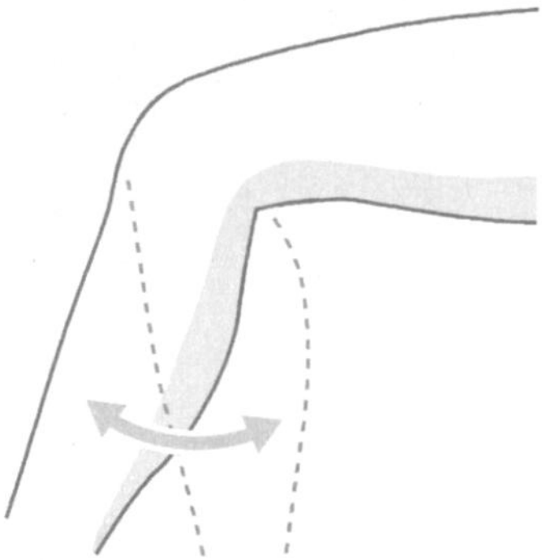

圖3–3　膝蓋彎曲角度60～

然而，因文明發展而產生的活動（如騎腳踏車、爬樓梯），往往就超出四角連桿機構能保護的彎曲角度了。

「內側摩擦現象」的破壞作用，也是取決於彎曲角度

以中年人的內側皺襞為模擬對象，彎曲角度超過五十度，軟骨就會被磨損。然而，急性發炎的內側皺襞，隨時都在腐蝕軟骨，些微的彎曲都可能造成夾擊現象而加重疼痛症狀。

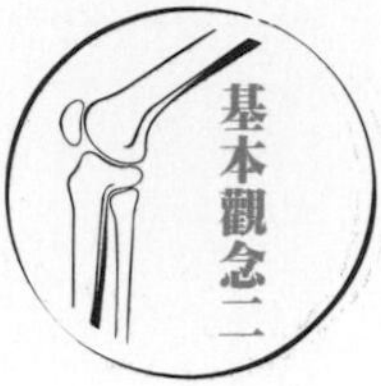

壓力的作用

間歇的壓力（跑、跳）能促進軟骨的新陳代謝，並不會傷害軟骨。可是，長期重複發炎會增加軟骨間的靜態壓力，不但造成緊繃痠痛的不適感，也會使軟骨逐漸崩解。體重以及工作上過度負重，是在軟骨破壞到一定程度，骨架變形後，才開始有加速軟骨破壞的作用。

叮嚀一：除非有明顯的受傷，內側皺襞引起的「內側摩擦現象」是引起膝痛最常見的原因，無論是日常生活、運動、或是工作中，只要心中有「內側摩擦現象」的影像，就能適度的自我保護膝蓋了！

叮嚀二：正常使用的膝關節是不會自然退化的。膝痛時，表示內部有發炎現象，軟骨也因這發炎現象正在被破壞中，最常見的原因就是內側皺襞因為過度摩擦或是單次被夾擊而發炎了。這時，先不要急著找醫師吃藥、打針止痛，把問題掩蓋住而不正視它。反而要感謝這疼痛，要把它看成是身體對我們發出的善意警訊，告訴我們膝蓋內部出問題了，好好檢討是哪些動作讓內側皺襞發炎，針對這些原因尋求改善，才能根本解決問題，疼痛也就自然緩解，不藥而癒了！

日常生活一整天的作息中，可以依照以下方式保養與使用膝蓋。

①起床

晚上睡覺時，因為身體長時間平躺少動，血液循環緩慢、靜脈回流差，發炎的內側皺襞就會變得更為腫脹，半夜或早上起床時，會覺得膝蓋卡卡的，無法馬上行動，不少患者也會碰到半夜痛醒，膝蓋不敢移動、甚至不知道如何擺放

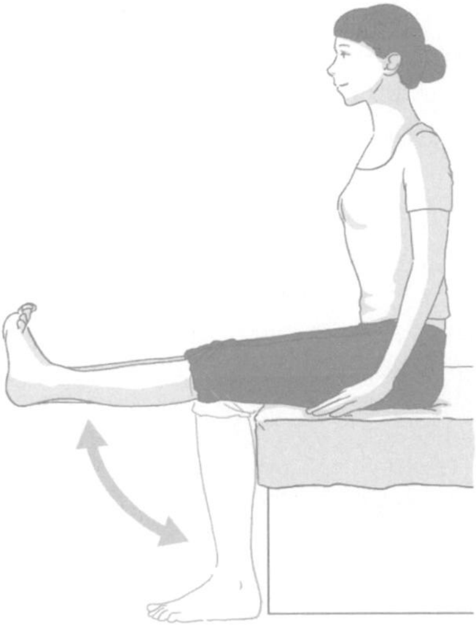

圖3-4　坐床上屈伸膝蓋（側面）

的痛苦狀況。這時，要記得先不要急著下床，平躺或是坐在床邊，慢慢的重複伸直／彎曲雙膝（圖3-4），並用雙手揉揉膝蓋，尤其是膝蓋內側，大概持續三到五分鐘，讓局部血液循環改善後再下床，就能順暢自如了。

②上廁所

起床後，大家的第一個動作就是上廁所，這也是每個人（尤其是女性朋友）天天都必須重複好幾次的動作。建議家

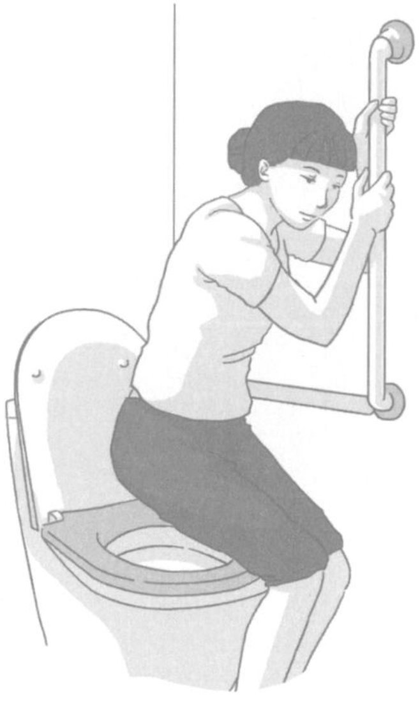

圖3–5　如廁扶著扶手坐下及站起（側面）

中最好不要安裝蹲式馬桶，改用坐式馬桶，外出也盡量使用坐式馬桶。不管蹲或坐，最重要的是謹記「慢」字訣，動作要盡量放慢。

另外，也可以扶著牆壁或是加裝扶手（圖3-5），避免內側皺襞因膝蓋快速、突然的彎曲而被膝蓋骨夾擊。

③ 用餐

不論是坐椅子或沙發時，動作務必要慢，最好是可以用手扶著椅背（圖3-6）或是桌沿，

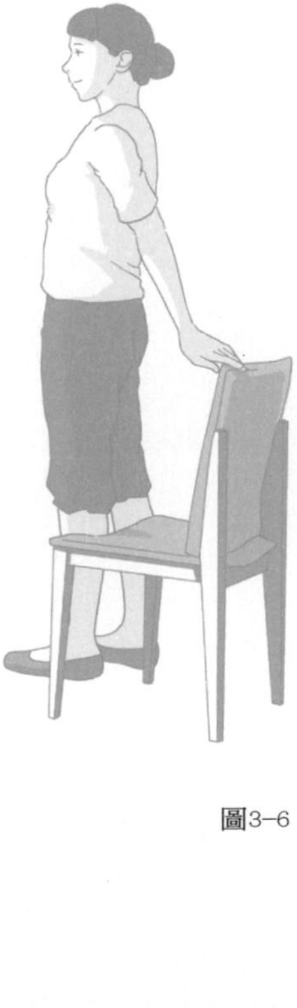

圖3-6　扶椅背坐下及站起（側面）

慢慢坐下去，這個原則適用在一天內所有要坐下的動作。

④爬樓梯

「爬樓梯傷膝蓋」，是最常看到或是聽到的保健警語，其實，只要懂得如何爬，爬樓梯不見得會傷膝！上樓梯時，下肢用力的階段膝蓋是由彎曲到伸直，較不會有問題；反觀下樓梯時，下肢用力的階段膝蓋是由伸直到彎曲，內側皺襞較容易被夾傷。內側皺襞發炎腫脹的患者在下樓梯時，膝蓋

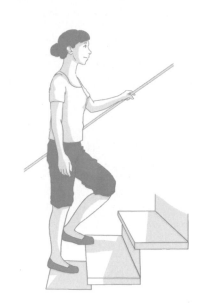

圖3-7　上下樓梯時膝蓋微彎並扶著扶手（側面）

骨特別容易夾到內側皺襞，常會痛得聞梯色變，一看到樓梯就害怕，就是這個原因。有膝痛問題的人，盡量避免爬樓梯，如果非得爬，建議以膝蓋微彎的姿勢，減少膝關節彎曲的角度，一步一步慢慢爬，適時以扶手幫忙使力（圖3-7），配合腦中想像的內側皺襞摩擦情景，就能避免傷害了。

⑤搭公車

等公車時，常常看到因為趕時間而匆匆忙忙上下公車的人，因為急，所以不自覺的看到公車就急忙衝上去，或是看到有位子就快速的坐下，到站了又急忙站起來，這些動作都可能會讓內側皺襞受到夾擊，受傷而發炎。另

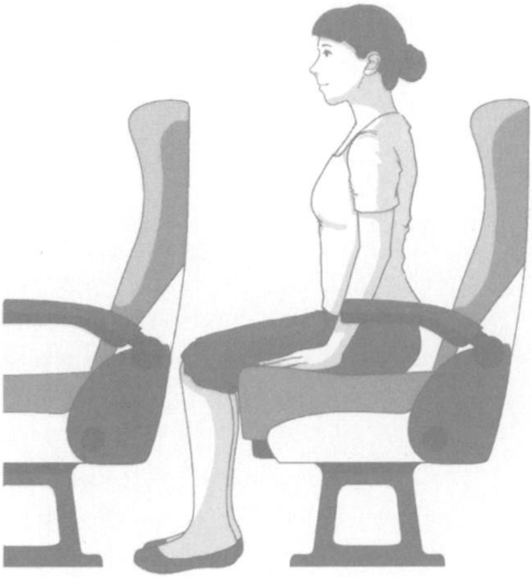

圖3–8　坐在下肢無法伸直的公車座位（前後座位側面示意圖）

外，坐車時，為了避免讓膝蓋長時間彎曲超過五十度，最好能選擇可讓膝蓋完全打直的位子。筆者看過一篇病例報告：有一位未曾有膝痛問題的學生，在參加遊覽車長途旅遊後，膝蓋竟然整個腫起來並且疼痛難耐，最後證實是內側皺襞急性發炎！其實，這就是因為坐車時，膝蓋長時間維持九十度的彎曲（圖3-8），內側皺襞持續被夾在膝蓋骨與股骨間所造成的腫脹發炎現象。對於急性膝痛的患者，因為內側皺襞發炎腫脹，些微彎曲膝蓋都有可能會夾到內側皺襞而引發疼痛，外出時，建議盡量選擇步行、自用汽車、或是搭乘捷運，避免搭乘公車。

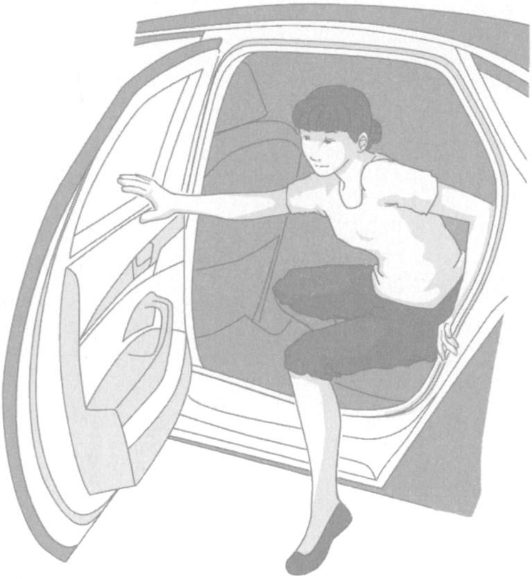

圖3-9　扶著車門坐入車內（側面）

⑥自行開車

一般房車的底盤較低，進出時記得要扶住車門，用手的支撐分攤身體的重量（圖3-9），先側坐，再把雙腳小心移入車內，膝痛的患者可用雙手托著膝窩，一次一隻，慢慢把下肢移入車內。當然，座位較高的休旅車是比較不傷膝的。

⑦坐辦公室

「長時間坐辦公桌的上班族，不需從事負重工作，膝蓋比較不容易退化」，這是錯誤的觀念！事實上，上班族整天坐在辦公室或是常常上下樓梯，發生「退化」性關節炎的機率也很高。坐著辦公時，膝蓋長時間彎曲呈九十度，內側皺襞有如舌頭長時間被上下牙齒咬住般，當然會受到傷害，所以，每隔半小時，要抽空起來走動，或是伸直雙腿，做做簡單的護膝三動作。

⑧休閒運動：以健走及動作緩慢的太極拳、瑜伽為主

對於「內側摩擦症候群」患者，推薦的運動是健走，不會因為膝關節彎曲的角度

過大，而傷到膝蓋，又能夠達到運動的功效，也可以慢走或跑步。此外，也適合做太極拳、瑜珈或皮拉提斯等一些伸展或是動作慢的運動。

至於球類運動，以膝蓋彎曲／伸直的頻率與角度做為判斷標準，太過就不適宜。像桌球，由於桌面有一定的高度，所以對膝蓋的傷害低。雖然膝蓋幾乎都要彎曲，但彎曲的角度在二十～三十度左右。依此類推，打高爾夫球時，膝蓋不需要長時間的重複彎曲與伸直，也是這類患者可以從事的運動。像是籃球或網球等需要大幅度彎曲膝蓋的動作，較可能會傷害內側皺襞。

有一段時間很流行騎腳踏車，很多人也會買臺室內腳踏車在家運動，或是到健身房參加飛輪課程，腳踏車運動主要是鍛鍊關節周邊的肌力，如果肌肉無力，導致關節運動時的穩定度不夠，就容易受傷。但這個運動膝關節需要不斷重複彎曲伸直的動作，內側皺襞很容易就被膝蓋骨夾到。如果真的想騎，坐墊不要過低，避免膝蓋彎曲的角度過大（圖3-10），也要注意伸直、彎曲時，肌肉用力與放鬆的節奏（口訣：用力踩下，輕鬆縮回），減少內側皺襞被夾擊、受傷的機會。

有內側皺襞發炎、又喜歡游泳的人，要避免游蛙式（圖3-11），因為膝蓋要不斷

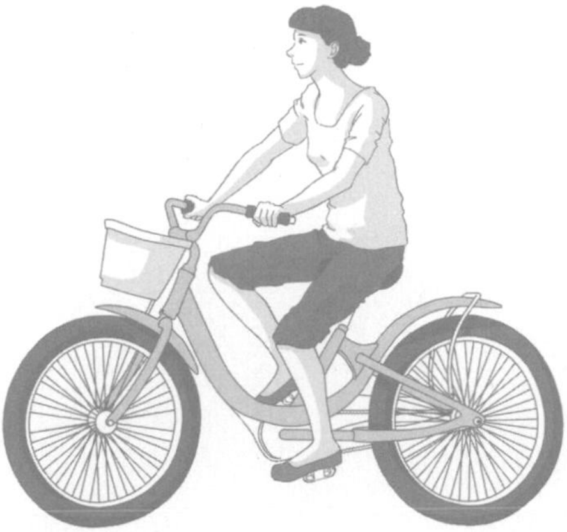

腳踏車坐墊太低，膝蓋無法伸直（側面）

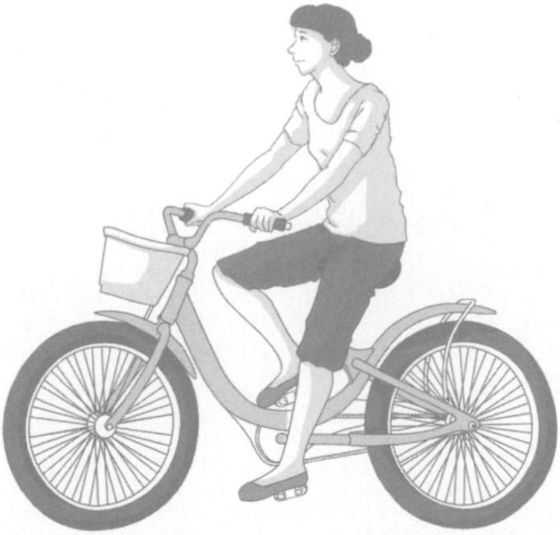

圖3-10　腳踏車坐墊較高，膝蓋可以伸直（側面）

重複彎曲伸直的動作，長期下來，反而會惡化，如果只會游蛙式，可試著調整節奏以及下肢用力方式，在快速踢腿夾腿後，緩慢而輕鬆的縮回雙腿，避免在屈膝時夾擊內側皺襞。筆者較推薦自由式（圖3-12），而且是要標準的自由式，靠大腿上下擺動帶動小腿，膝蓋盡量不要彎曲，既不傷膝蓋，又能達到運動的效果。另外在上下泳池時也要注意，一定要抓緊泳池樓梯的扶手。

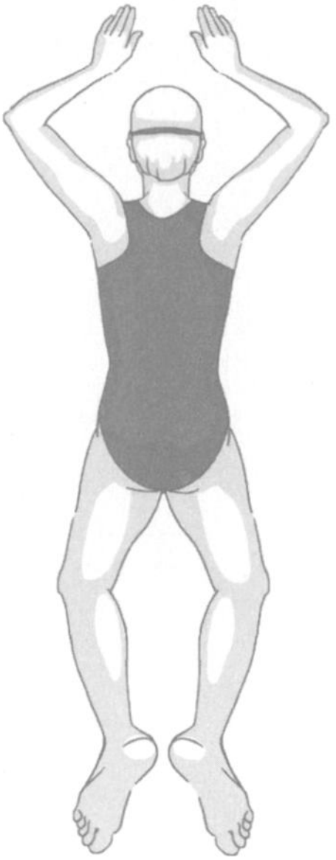

圖3-11　蛙式泳姿（俯瞰）

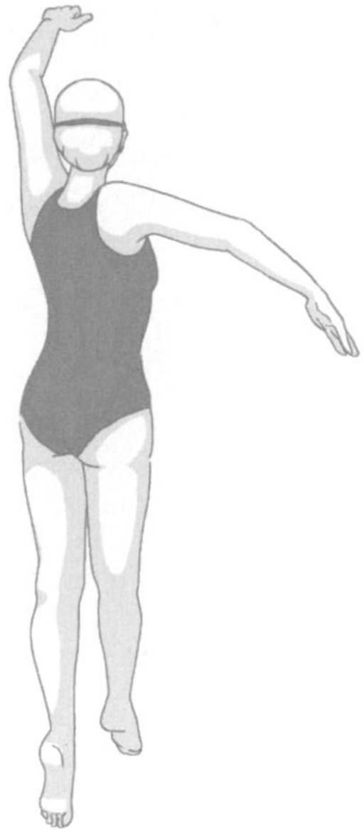

圖3-12　自由式泳姿（俯瞰）

如果想要走走郊山、登山，可參考爬樓梯的原則，爬坡的時候，保持膝關節微彎，比較不會有反覆伸直彎曲的動作。步伐加大也可降低膝蓋彎曲的角度；下坡也是同樣的原則，側著身子走更好，此外，不要忘記攜帶登山杖做為輔助（圖3-13）。「內側摩擦症候群」的患者最好是選擇坡度平緩、階梯少、階梯間距大的步道。

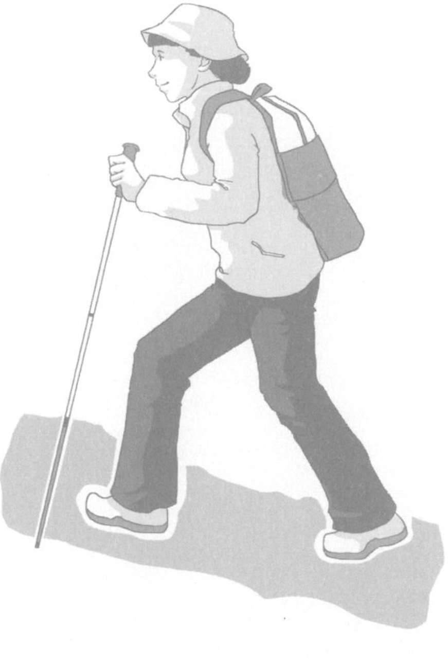

圖3-13　持登山杖微彎膝蓋上下山路（側面）

膝關節的運動及保健迷思

對於運動及日常保健，一般人還是有不少錯誤觀念：

跑步及搬重物會傷害膝蓋？

曾因跑步而膝蓋受傷的人，往往以為跑步會傷膝蓋，其實膝蓋內的軟骨是可以承受像跑步這種間歇壓力的擠壓，膝蓋軟骨有如一塊海綿，當腳步落地時產生間歇壓力，軟骨內的水分跟養分會被擠出來，當腳步抬起壓力解除時，被擠壓的軟骨又恢復原狀，將養分與水分再吸收到軟骨內部。因此，跑步可促進軟骨的新陳代謝。

由於軟骨沒有神經細胞，不會痛，跑步會導致膝蓋痛，是因為韌帶過度拉扯、使用過度而發炎，和軟骨傷害無關。結構正常無損的膝關節，不會因為跑步而造成膝關節軟骨的損傷。

很多人也以為搬重物會傷膝蓋，事實上，除非膝蓋已經受損、變形，就像房子傾斜到一定程度，施加重力，才會使它倒塌。否則如前所述，間歇的壓力對膝蓋軟骨是好的，但記得膝蓋彎曲時，過程要緩慢，別傷到韌帶及其他軟組織（如內側皺襞）。

下樓梯膝蓋承重較大，因此下樓梯比上樓梯傷膝蓋？

多數醫師從力學的角度來解釋為什麼上下樓梯會傷害膝蓋，說法是：上樓梯時膝蓋承受的壓力是體重的七倍；下樓梯時膝蓋承受的壓力則是體重的九倍，所以爬樓梯會傷膝蓋，而且下樓梯比上樓梯更傷膝蓋。

然而，根據我們的研究，下樓梯會比上樓梯對膝蓋造成更大傷害，與膝蓋的承重無關（如前所述，間歇的壓力可以促進關節軟骨的新陳代謝，反而是有益的！），而是與膝關節彎曲的角度是否夾擊內側皺襞有關。我們在上樓梯用力時，膝蓋是從彎曲變筆直，原本被夾住的內側皺襞在這樣的動作下是被解放的；下樓梯剛好相反，膝關節從筆直到彎曲是處於受力的狀態，內側皺襞在膝關節慢慢彎曲時會被夾擊而造成傷害。因此，內側皺襞正在發炎的膝痛患者，當然就不敢做下樓梯這種會夾擊內側皺襞的動作了。

深蹲會傷膝蓋？

這也是關節角度的問題，蹲的時候只要過程慢，膝關節彎曲的角度大，並不會傷到膝蓋。好比棒球的捕手或是健身常會做的深蹲，膝蓋彎曲的角度超過一二〇度，此時內側皺襞會滑到旁邊，除非是異常寬大的內側皺襞，否則，並不會被膝蓋骨夾到；同樣的道理，盤坐時膝蓋彎曲的角度也是大於一二〇度，內側皺襞並不會被膝蓋骨夾到。因此，正確的深蹲動作是不會傷害膝關節的。

游泳是最好的膝蓋復健運動？

許多醫師推薦膝蓋痛的病人可以選擇游泳，因為水的浮力可以減輕體重對膝蓋的壓力。不過，游泳的姿勢有很多種，如果是蛙式，膝蓋需要重複彎曲伸直，若是不了解正確的用力節奏，長期下來，反而會傷到內側皺襞。標準的自由式較不傷膝，可是，若姿勢不正確，重複以屈膝的方式打水，同樣也會因為「內側摩擦現象」而傷膝。因此，重點是要了解並且使用正確的姿勢，避免膝關節重複彎曲造成的內側皺襞損傷。

爬樓梯時，軟骨會承受數倍體重的壓力，因此會傷膝蓋？

近年則因面臨能源危機而率先由公務機關帶頭爬樓梯，並請醫界背書，以「爬樓梯有增進心肺功能、鍛鍊肌耐力的效果」的說法鼓勵民眾效法。其實，爬樓梯會傷膝蓋是眾所周知的常識，只是醫界多以「軟骨會承受數倍體重」的「壓力說」來解釋。

其實，間歇的壓力對軟骨組織的新陳代謝是有益無害的，爬樓梯時，重複的彎曲膝蓋，才是傷害軟骨的主因。所以，對於已被診斷為「退化」性膝關節炎的病患，爬樓梯會因重複彎曲而增加摩擦次數，讓情況惡化，並非合適的運動。

如果非得爬，建議以膝蓋微彎的姿勢，減少膝關節彎曲的角度，一步一步慢慢爬，適時以扶手幫忙使力，配合腦中想像的內側皺襞摩擦情景，就能避免傷害了。

騎腳踏車可增加膝關節的活動能量？

被診斷為「退化」性膝關節炎的病患若是騎腳踏車，也會因為重複彎曲而增加內側摩擦次數，讓情況惡化，並非合適的運動。

筆者的觀察發現：「內側摩擦現象」普遍存在，一般健康民眾若習慣以騎腳踏車代步或運動，最好也能注意姿勢，盡可能調高椅墊，以減少膝關節彎曲的角度，並且注意調整正確的肌肉用力節奏（用力踩下、放鬆縮回），預防「內側摩擦症候群」的產生。

甩腿可增加膝關節的靈活度？

同樣的，甩腿的動作，會因重複急遽的彎曲而增加摩擦及夾擊內側皺襞的次數，讓「退化」性膝關節炎的病患情況惡化，並非合適的運動，可改以溫和的抱膝運動得到相同效果。

為了保養已受損的膝關節，要減少運動或者停止運動，有空就該坐著休息？

被診斷為「退化」性膝關節炎的病患，不是要減少運動或停止運動，而是要適度的運動，重點是要知道如何運動不傷膝！例如，健走和跑步是最適合的運動。但是應避免爬山、爬樓梯、騎腳踏車、游蛙式……等膝關節重複彎曲超過五十度的運動。

膝痛的病患，直覺「坐著休息」是理所當然的。無需勞動，採長時間坐姿的上班族也被誤認為是「退化」性膝關節炎的低好發族群。

事實上，長時間的屈膝坐姿（九十度左右的屈膝），會因「內側皺襞」被兩側軟骨長時間夾擊，而讓「內側摩擦症候群」的症狀加重，因此，適度、定時的活動膝關節，才是正確的護膝原則。

穿矯正鞋或護膝可以延緩膝關節退化？

穿矯正鞋或護膝或許可以減輕疼痛，但它們並沒有治療膝關節內部破壞因素（如「內側摩擦現象」）的功能。

矯正鞋的設計及運用概念，是源自「重力的作用是造成軟骨退化的主要原因」這一派學者的理論，希望能以適當角度的楔型鞋墊改變行走時的身體重心，進而減輕膝關節受損部位的受力，達到治療的效果。

對於已產生變形（第三期，詳見第二章）的情況，或許可減輕症狀。對於尚未變形的患者，就沒有積極意義了。

護膝一般是在運動傷害後軟組織受損，或因韌帶受傷需要保護的情況下使用的。對於「退化」性膝關節炎的病患，在發炎腫脹的急性期使用，可能會因增加壓力而增加不適感。平時，尤其在冬天，倒是有保暖作用，可隨喜好使用。不過，它並沒有延緩「退化」的治療效果！

因足弓問題導致的膝蓋痛，在鞋底加足弓墊即可以解決？

坊間有很多根據力學原理演變出來的治療方法，像是有一種說法是足弓的高度與弧度不正常，且長期與地面硬碰硬，導致腳底疼痛，再延伸到膝蓋和腰的疼痛，解決方法是在鞋內放足弓墊，其作用是支撐足弓，並可吸震。但最近的文獻正反意見都有，並無法證明它的確實療效。

超簡單健康促進操：護膝三運動

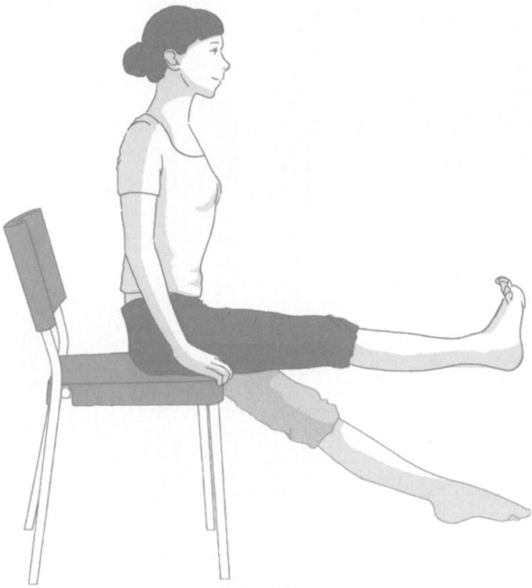

圖3-14　股四頭肌強化運動

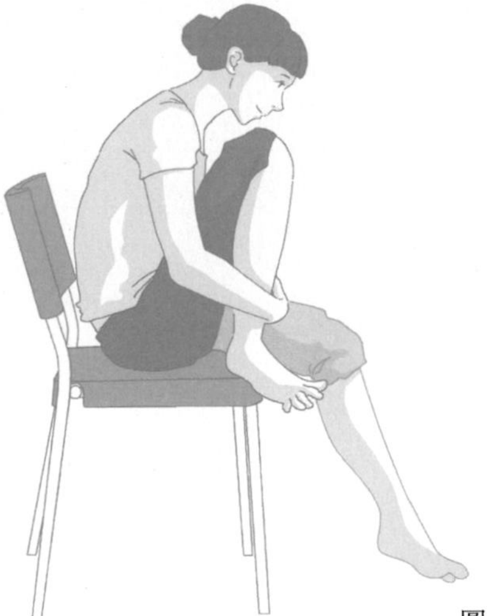

圖3-15　抱膝運動

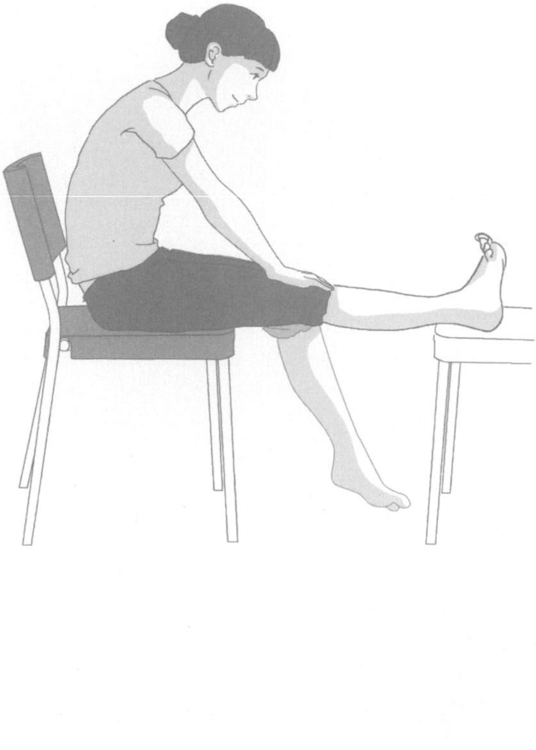

圖3-16　壓膝運動

針對「內側摩擦症候群」患者，筆者設計了一套動作簡單、方便執行的膝關節健康促進操，只有三組動作，一組是鍛鍊肌力（圖3-14），另外兩組則能增加膝關節的靈活度（圖3-15及3-16）。加強關節附近的肌力，可以增加關節的動態穩定性，對軟骨有很好的保護效果。增加關節靈活度則是為了要降低軟骨之間的靜態壓力。如同皮膚長期受壓產生的褥瘡，長期膝痛的患者，因為關節囊重複發炎而失去彈性，軟骨之間的靜態壓力逐漸增加，導致軟骨崩解而「退化」。確實執行護膝三運動，可以有效的增進軟骨健康，預防膝關節「退化」。

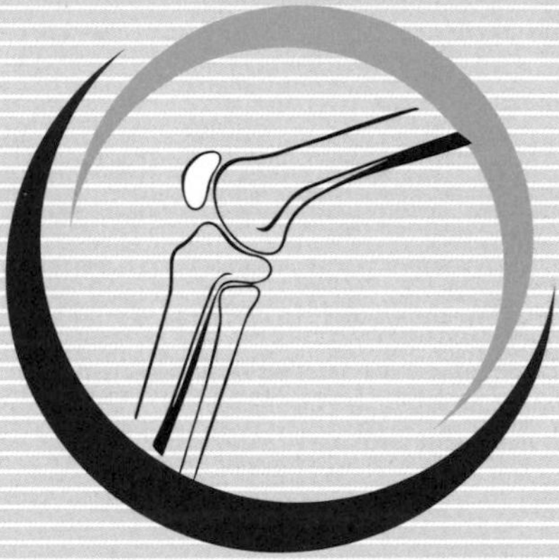

chapter

4

醫界的誤解

法國啟蒙時代思想家伏爾泰（Voltaire）曾說：「對於新的理論，人們說它不是真的；經過一段時間，當它被證實是真的，人們卻說它並不重要；再經過一段時日，當它被證明是重要的，人們就又說它不再是新的了！[1]」

回憶有關「退化」性膝關節炎致病機轉與治療理念的建構及推廣，無論是醫學雜誌投稿過程、或是在諸多國際會議場合發表之所見，此一創新理念，的確是不容易被醫界接受。

1 Whenever something is new,
people say it is not true.
As time goes on and it is proven to be true,
people say it is not important.
As time goes on and it is proven to be important,
people say it is not new anymore !

Voltaire, 1694~1778

實證醫學的阻礙

「實證醫學」或「證據醫學」（Evidence Based Medicine，EBM又稱Evidence Based Practice，EBP），是為了提升病患醫療照護品質發展出來的整體觀念，強調任何醫療行為或決定均應有確切的科學根據[2]。其立意是：結合「最佳的科學文獻證

2 此觀念雖可追朔至古希臘時代，直到一九七二年，蘇格蘭的一位流行病學教授Archie Cochrane寫了一本討論醫療品質的書《Effectiveness and Efficiency: Random Reflections on Health Services》，並戮力推展他的理念，才慢慢的受到醫界重視。之後，以分析醫學論文並整理成資料庫為目標的Cochrane Center在倫敦成立，數年間，逐漸發展成全球性的組織，目前有分布在一百個國家的近三萬名專業志工，持續對數量成級數增長的醫學論文做客觀分析，整理成一篇篇證據醫學論文，定期發表於專屬雜誌，成為舉世公認的最佳醫學證據來源。其間，加拿大McMaster University的David Sachett及Godon Guyatt研究團隊把尋找最佳證據的方法具體化，並訂出一套可遵循的標準流程，Guyatt等人並在一九九二年發表了一篇相關論文，"Evidence Based Medicine"這名詞才首度在醫學界曝光。

據」、「醫師的臨床經驗」以及「病患的選擇」，形成三合一的診斷或治療聯合陣線，共同面對疾病，以得到最佳醫療成果。

在這知識爆炸的時代，醫學論文以每天數千篇的速度增加，想從中快速找到足以採信、運用的答案，何其困難？實證醫學的觀念及尋找文獻中最佳證據的方法，對於每天面對病患、不斷碰到無法當下確切回答或處理的問題的醫療人員，確實是助益頗大的。

所謂一刀兩刃，實證醫學常不自覺的被不當運用，在臨床研究及論文審核時的過度被強調，反而阻礙了創新理念的發表；相反的，若有幸擁有被其加持過的研究成果，即如握有尚方寶劍，將橫行無阻！這樣的現象，對整體醫療生態的影響，尚難評估。

筆者曾經受邀參加一場以人工膝關節置換為主題的專題研討會，並發表有關「單一關節面整型手術」的演講。席間，有機會聆聽國內外骨科界菁英對「退化」性膝關節炎的治療經驗及看法，感覺上，「實證醫學」似乎已悄悄的對這領域的醫療生態產生了不良的影響……。

其一：會議一開始的暖身題——「關節鏡手術在『退化』性關節炎的治療仍是選項之一嗎？」由來自執臺灣醫療牛耳的首都醫學中心專家開講。短短幾分鐘的演講，鏗鏘有力而驚悚的結尾，是將關節鏡手術畫了個大叉叉的畫面！頓時，獲得在座關節置換喜好一族的滿堂采。

這樣的情景，雖說早有心理準備，對研發並親身體驗「關節鏡軟骨再生促進手術」帶給無數病患快樂生活的筆者來說，卻仍有被重重羞辱的感覺。

筆者想述說的重點是，這位「專家」將關節鏡手術治療「退化」性膝關節炎畫了個大叉叉，並宣判死刑，他的依據僅僅是Moseley在二〇〇二年發表在《New England Journal of Medicine》的一篇有名但備受爭議的論文〈A Controlled Trial of Arthroscopic Surgery for Osteoarthritis of the Knee〉。

摘要這篇論文的重點：將一八〇名「退化」性膝關節炎患者隨機分成三組，實驗組接受正式關節鏡清創（六十名）或沖洗手術（六十名），對照組（六十名）接受只刺穿皮膚並未放入關節鏡的假手術，術後追蹤一年，結果發現，無論是關節鏡清創或是沖洗手術，都無法得到比對照組的假手術更好的結果，在某些時間點，假手術的療效甚至超越關節鏡清創手術！

不過，這篇中規中矩的論文若以「實證醫學」的標準觀之，還真可被歸類為無懈可擊的高可信度證據，也因此，不到十五年，被相關論文引用了一七八六次，成為風雲論文！（如同當天的開幕演講，引用它，是最適合的）使得美國骨科醫學會（AAOS）在其「退化」性膝關節炎治療指引之中，將關節鏡清創手術列入沒有積極療效的手術，而反對它的執行，影響所及，即便隔了個太平洋，也無法倖免！

巧的是，二〇一一年在西班牙Sitges的ICRS年會，我有幸一睹Moseley的盧山真面目。Moseley受邀演講，也只能老調重彈，才開始講到結論處，臺下麥克風前早已排了十幾位專家，個個摩拳擦掌，準備提出質問，看著Moseley被圍剿，顯得有些招架不住，最後甚至轉成虛與委蛇，強詞奪理。

此情此景，比照當天完美的開場鋪陳，再想到自己提出與傳統關節鏡手術完全不同的「關節鏡軟骨再生促進手術」被雜誌接受刊登的八年艱辛過程，怎不令人唏噓？這不正是筆者在前面提到「若有幸擁有被『實證醫學』加持過的研究成果，即如握著尚方寶劍，將橫行無阻」的最佳實例嗎？

其二：由於「實證醫學」把缺少對照組的臨床治療相關研究論文歸入證據力極低的等級，一般雜誌也因此傾向拒絕刊登這類論文。以「關節鏡軟骨再生促進手術」為例，雖然多年臨床經驗已讓筆者確信，它是治療「退化」性膝關節炎正確而有效的方法，然而，病患畢竟不等同於實驗老鼠，怎忍心讓一組病人自願充當對照組，勸他們不接受這項治療，並觀察三年，以與實驗組（接受治療者）比較呢？

過去幾年在國內外醫學會發表相關論文的經驗，讓筆者見識到，「實證醫學」已被多數同儕當成自我防衛的堅硬「烏龜殼」，一句時髦的「你的研究觀察沒有對照組」，就全盤否定了筆者提出的新理念，多數人在表達了如此簡短的評論後，就又迅速躲回安全的主流觀念裡去了。當然，這類論文想進一步被醫學雜誌接受並刊登，更是困難！這也是「關節鏡軟骨再生促進手術」難以在醫界推廣的主因。

其三：會中，國內專科菁英對「關節鏡軟骨再生促進手術」的完全陌生，本是意料中的；然而，真正讓筆者驚訝的是，大部分同儕對於「單一關節面整型手術」的看法，竟然仍停留在二十年前的觀念，是持反對意見的！他們認為，膝關節一旦壞到某種程度，就應該施行「全膝關節置換手術」。

如此偏頗的觀念，反映了人性的另一弱點：挑有利於自己所熟悉技術的正面「最佳科學文獻證據」來說服病患；再挑負面的「最佳科學文獻證據」來貶低自己不熟悉、或較困難而無法學成的技術來自我安慰（如Moseley論文症候群）。這樣的現象，在需要特殊技術訓練的外科領域尤其明顯！

以上這些觀察，不禁令筆者為國內廣大的「退化」性膝關節炎病友捏了把冷汗。回頭再看看「實證醫學」的原意，是：結合「最佳的科學文獻證據」、「醫師的臨床經驗」以及「病患的選擇」，形成三合一的診斷或治療聯合陣線，共同面對疾病，以得到最佳醫療成果。

這樣的精神，已經融合了強調「病人自主」、「知情同意」的醫學倫理概念；也就是說，病患在做選擇之前，理應完全了解（「知情」）各選項的優缺點，才能在自主的狀況下「同意」接受該項治療。

然而，以「退化」性膝關節炎的手術治療為例，事實狀況又是如何呢？當患者在接受保守的藥物及復健治療無效後，理論上，醫師會根據「最佳的科學文獻證據」告知手術治療的選項及優缺點。但是，在目前以「實證醫學」的高標準要求下，有多少證據會像「關節鏡軟骨再生促進手術」般，因無法在學術雜誌曝光而不為醫界知曉？

此外，根據統計，在與醫師的互動中，有高達八〇%的病患是完全信任醫師的，扣除另外十%「自暴自棄」的消極族群，只剩十%的病患是會積極而自主的尋找更多資訊或意見，可是，其中有能力在浩瀚的知識領域找到「最佳科學文獻證據」的，又有多少？也因此，所謂的「最佳的科學文獻證據」，絕大部分是由醫師單方面提供的！

那麼，有關「退化」性膝關節炎的手術治療，「最佳的科學文獻證據」在哪呢？

在親眼目睹Moseley的窘態，又經歷首都的這場「高格調」專業論壇後，我也迷惘了……

回歸正題，還是要強調，「實證醫學」的原意是非常單純而正面的，目標在：共同面對疾病，以得到最佳醫療成果，提升生活品質。對於「退化」性膝關節炎的手術治療選擇（「關節鏡軟骨再生促進手術」、截骨矯正手術、單一關節面整型手術、全膝關節置換術），似乎，仍可遵循「實證醫學」的原則，得到以下結論：

只有當一位骨科醫師熟練以上所提的所有手術治療技術，並累積足夠的臨床經驗後，才能客觀而非選擇性的提供相關的「最佳科學證據」；再根據每位病患的生理、心理及家庭社會狀況，為病患及家屬分析各種治療的優缺點；最後，病患依自由意志，選擇他認為最適當的手術方式。

「眼見為信」，文字一千，不如圖片一張，實際的影像，勝過千張圖。筆者何其有幸，在手術室執刀的日子，無論是直接目視，或是透過關節鏡，得以仔細觀察膝關節內部的光陰刻痕。有很多機會，一天之中，就能觀察到青壯年、中年、老年，不同性別、年齡層的軟骨病變，數以千計的膝關節，似乎都在向我訴說同一故事的片段，日積月累，終能慢慢拼湊出它們「退化」過程的全貌。

隱藏危機的傳統治療

對於「退化」性膝關節炎，醫界因為不了解致病機轉，習以為常的對慢性、復發性膝痛的患者執行目前被普遍認可的保守治療，這種現況，隱藏著三大危機：

- 無法徹底解除反覆發生的症狀
- 雖然症狀可藉由各種保守治療得到緩解，膝關節內的軟骨仍繼續破壞
- 可能因此延誤病情而錯過治癒黃金時機

治病如同作戰，不知敵人在哪裡，如何致勝？因此，醫師是否了解「退化」性膝關節炎的致病機轉，是他能否治癒這頑固疾病的關鍵。遺憾的是，醫界接受新觀念的速度，受限於體制內的種種桎梏，曠日廢時。絕大部分的醫師仍是讓求助者進入日復

一日、年復一年，無法回頭的傳統療程：復健→消炎止痛藥→葡萄糖胺、軟骨素→關節液（玻尿酸）注射→血小板濃縮製劑（PRP）→人工關節置換。

當我們了解「內側摩擦現象」是「退化」性膝關節炎的重要病因後，上述傳統療程的消極、不合邏輯，昭然若揭！但醫界因為有著嚴謹而保守的內部規範，並不是很容易接受我們所推廣的創新理念，也產生不少誤解：

誤解一：

中老年的膝痛病患，絕大部分是罹患了「退化」性膝關節炎，退化程度只會越來越嚴重，病程不可能逆轉，只能以傳統療程治療。

說明：

如第二章所述，中老年人的膝痛，有九十五%是內側皺襞引起的「內側摩擦現象」造成的。令人興奮的是：「內側摩擦現象」可以用「關節鏡內側放鬆手術」做有效的治療而阻止關節軟骨繼續「退化」。

也就是說：如果能提早發現、確定診斷出「內側摩擦現象」，「退化」性膝關節炎是有希望治癒的！如果病患因長期、反覆性膝痛而被診斷為「退化」性膝關節炎，在走入傳統療程的不歸路之前，請記得問問醫師：我是否有「內側摩擦現

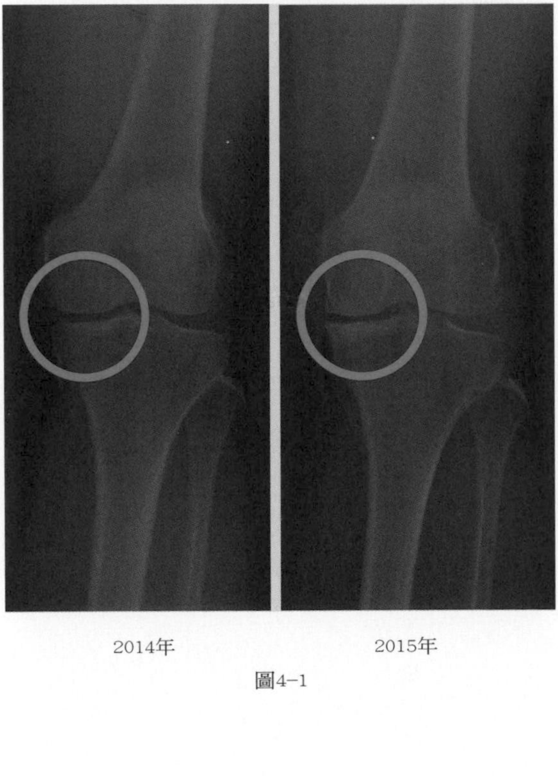

2014年　　2015年

圖4-1

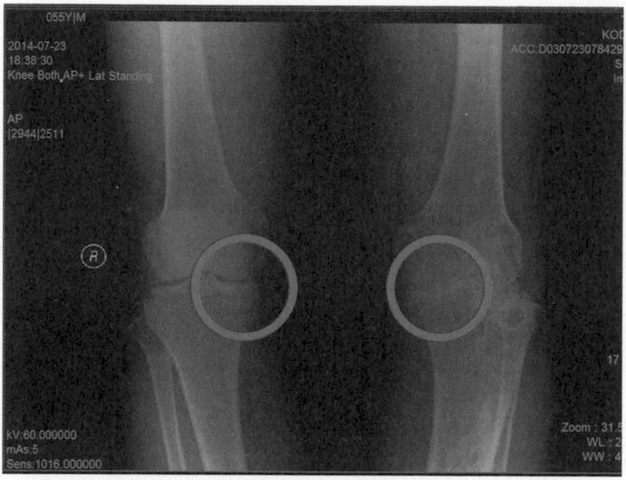

2014-07-23，手術前

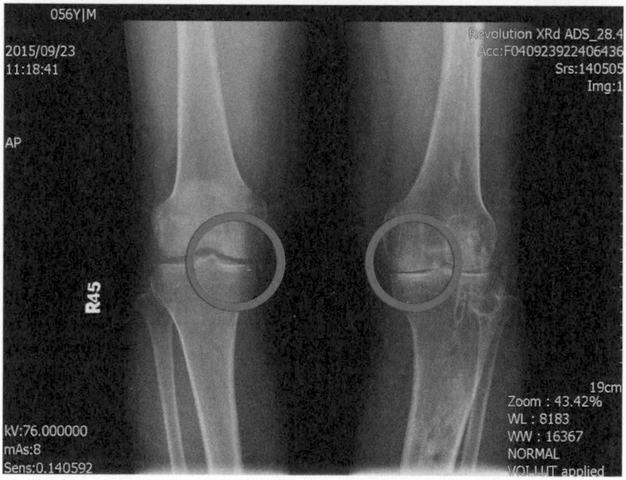

2015-09-23，手術後一年，兩膝內側關節間隙明顯張開

圖4-2

象」?可以用「關節鏡內側放鬆術」根治嗎?

圖**4-1**是接受傳統療程治療一年之後，從第二期變成第三期，內側關節間隙變窄且長出骨刺。

相對的，圖**4-2**是我們以「關節鏡內側放鬆手術」治療「內側摩擦現象」一年後得到的效果，可看到下圖關節間隙明顯張開，表示軟骨恢復健康，「退化」已被扭轉了!

誤解二：

膝關節軟骨的破壞(退化)，主要是力量分配不均，過大的壓力造成的。

說明：

承受超過負荷的壓力而受損的軟骨組織無法適時修復，被認為是膝關節「退化」的最主要原因。研究者認為導致不當壓力的原因有：先天或後天病理性骨架不正(O

型腿、X型腿）、過度的外力作用（外傷、負重的工作）、肥胖、關節附近的支撐肌肉肌力不足或萎縮（肌肉疾病或神經系統受損）。

不過，絕大部分罹患者並無以上狀況，又該如何解釋呢？由於「退化」性膝關節炎較常發生在內側腔室，骨科界便普遍認為，人體在站立或行走時，由於骨盆腔的寬度（女性尤其顯著），體重的中心線會通過膝關節內側腔，造成內外壓力不均而導致軟骨「退化」，也因此，在人工關節發展成熟之前，骨矯正手術曾經是「退化」性膝關節炎重要的治療方式。

然而，事實卻證明，骨矯正手術並無法完全阻止膝關節繼續「退化」。更何況，這樣的論述，稍加思考，矛盾多多！其一：無論是上帝造人、或是自然演化，人類的骨架為何會有如此自我損毀的嚴重缺失？其二：軟骨一如骨骼，承受壓力是它的主要任務，理應有「用進廢退，越挫越勇」的生理特性，壓力何以反而成為它的剋星？其三：若壓力說屬實，為何單位面積承受更大壓力的踝關節，鮮少有退化的問題？

一般來說，軟骨能承受走路或跑步等間歇施予的壓力，這種形式的壓力有幫浦作用，不但不會破壞軟骨，反而能增加關節液的滲透，促進軟骨新陳代謝。只有持續的過大壓力，才會導致軟骨破壞崩解。

仔細想想日常生活的各種活動，需要長時間保持站立不動、讓膝關節軟骨持續受壓的機會，微乎其微。

因此，過大的壓力造成軟骨「退化」的說法，似乎有些牽強！

誤解三：

內側皺襞這麼軟的組織，怎可能造成骨骼變形？若內側皺襞果真是引起膝關節「退化」的元兇，那把它清除不就解決問題了？這不是所有骨科醫師都會、而且經常做的關節鏡小手術嗎？

說明：

有民眾在某開放性論壇問到：

我在網路上蒐尋到「退化」性關節炎目前有「膝關節軟骨再生促進手術」可以在不換人工關節的情況下有機會治癒，目前是否只有慈濟醫院的XXX醫師有做這樣的手術，還是有其他的醫師或醫療院所也有做這樣的手術，麻煩各位先進是否有這方面的訊息可以告知，萬分感激，謝謝！

從網路上的回覆，可以看出醫界同儕對「膝關節軟骨再生促進手術」的質疑：

醫師一回覆貼文：

看起來就一般的關節鏡小手術，講的跟什麼神一樣，現在一般單純的清關節，我們這裡都不太做，根本沒效！講得好像全球第一人，第一大發現，還讓我以為是不是太久沒做功課，落伍了！

特別去查了一下，所有醫學期刊提都沒提到！他做的我沒特別詳細看，等到他真的成功，臨床研究成效被認可，那時候再來討論也不遲。

最難忍受這種畫大餅的做法，害我整天聽病人說：「聽說」，還要浪費我的時間教導正確觀念：「軟骨不會修復，不能再生。」

醫師二回覆貼文：

這個歪理造成我很大的困擾！這樣說好了：一個病人來看我，診斷以後告訴她病因跟治療方式，大多數聽了很震驚，不能接受事實，也就是說，覺得自己還年輕，不能接受往後的日子要每天這樣不舒服，然後開始懷疑我誤診，要不然就說她有聽過什麼什麼治療方法，問我有沒有聽過（就像這個畫大餅誤導民眾的奇怪治療！）。這時候我只好給病人上一課，說為什麼她聽到的那個方法不奏效，上完以後，病人還是半信半疑（不能接受連最後的希望都成空，認為是不是我的知識落伍了）。小則是病人的質疑，大則是病人不回診，副作用是我整天講一樣的事，因為一些白痴在那詐騙！

你說我工作十年，每天重複至少幾次的事，我能不生氣嗎？關節炎人口非常普遍，這幾年二、三十歲的病人都有，當然不局限於膝蓋。關節再生？請他在下一個Medical Conference發表，如果沒有，不要在那散發謠言誤導，造成別的醫生看診的不便！

醫師三回覆貼文：

我曾在骨科醫學會聽過呂紹睿主任的案例報告，呂主任的理論是認為內側皺襞會造成褶襞和股骨內側的摩擦（事實），導致股骨內側軟骨損傷（事實），這種損傷可能會導致關節內的發炎反應增加再造成其他軟骨的發炎（？？？），基本上，我只能說，「退化」性膝關節炎的成因很多，年紀、運動習慣、體重、解剖構造……，要把膝關節「退化」的成因歸於單純由內側皺襞造成，認為清除內側皺襞就可以預防，甚至「治療」已經發生的「退化」性關節炎，實在是令人匪夷所思！

醫師四回覆貼文：

在這個網路資訊發達的時代，醫師間的交流也十分頻繁迅速。若有人發表一些獨有的創見，卻沒有其他同儕的認同，可能要分辨一下，到底是「眾人皆醉他獨醒」、還是只是為了宣傳而已？

醫師五回覆貼文：

「內側皺襞」就是Medial Plica，大部分好發於膝關節內的臏骨內側，請相信我，清除內側皺襞是最最最簡單的膝關節鏡手術，根本毫無難度可言，是一個只要會最基本膝關節鏡技巧的醫師甚至總醫師就會做的手術，我們也常常在做內側皺襞的關節鏡切除，但是通常是因為要進行其他手術，發現病人有內側皺襞的情形順便做的。

綜合以上，醫界對「關節鏡軟骨再生促進手術」有兩大誤解：

● 非關節鏡手術專家（一般醫師或非專攻關節鏡手術的骨科醫師）會直覺的認為它是換湯不換藥，把傳統的各種已被證實只有短暫療效的治療「退化」性膝關節炎的關節鏡手術（包括沖洗術、清創術、軟骨磨整術、骨鑽孔術、半月軟骨部分切除術、外側放鬆術、滑膜切除術）重新包裝、譁眾取寵的術式（如醫師一所言）。

- 對我們提出的「內側摩擦現象」導致軟骨持續破壞而造成膝關節「退化」的理論未深入了解而不相信（如醫師三所言）、或是一知半解，以為這只要把造成「內側摩擦現象」的「內側皺襞」清除的簡單手術（如醫師五所言）。

事實上，「關節鏡軟骨再生促進手術」是非常典型而成功的「轉譯研究（Translational Research）」成果的臨床運用。起始於一個偶然的發現——移除「內側摩擦現象」能減輕「退化」性膝關節炎病患的症狀，歷經十五年的基礎及臨床研究，發表了十二篇論文。是一個有紮實理論基礎及實際治療成果、能精準解除所謂的「退化」性膝關節炎的致病原因的關鍵技術。其主要治療目標是：

- 內側放鬆術：移除肥厚、纖維化的內側皺襞。調節並釋放內側關節面之間，因「內側皺襞」長期反覆發炎所引起的過度張力，以解除關節面軟骨所承受的不當壓力。
- 外側放鬆術：調節並釋放外側關節面之間，因軟組織長期反覆發炎所引起的過度張力，以解除關節面軟骨所承受的不當壓力。

- 移除任何膝關節內的異常摩擦（如軟骨碎片，破裂的半月軟骨）或夾擊現象（如發炎腫脹變厚的滑膜囊）。
- 清除膝關節內所有會引起軟骨崩解的肥厚發炎滑膜囊。

其中，「內側放鬆術」是解除「內側摩擦現象」的關鍵技術，在狹窄的空間進行這項精細手術，需要豐富的經驗及高度的技術要求，絕非如醫師五所言：「清除內側皺襞是最最最簡單的膝關節鏡手術，根本毫無難度可言，是一個只要會最基本膝關節鏡技巧的醫師甚至總醫師就會做的手術」。

因此，能主導「關節鏡軟骨再生促進手術」的骨科醫師，需具備以下條件：

- 能摒除傳統觀念、認同並重新建構新的思維。
- 熟練並能確實執行「內側放鬆術」這項關鍵手術。

● 有內科醫師的耐心，願意長期追蹤病患並教導適當的保健知識。

誤解四：部分關節面整形手術（半人工關節置換），無法完整治療「退化」性膝關節炎。整個關節還是會繼續「退化」。

說明：

單一關節面整型手術（半人工關節置換），是一種與全膝關節置換完全不同的治療方式，並非「只換一半」這種負面的說法。以大家熟悉的牙齒為例，單一關節面整型手術（半人工關節置換）就等同於補牙或是裝牙套，全膝關節置換就等於植牙。

當膝關節只有部分受損時，它是非常適合的治療方式，破壞少、恢復快、滿意度高、能讓膝關節的功能完全恢復。

相較於全人工膝關節置換手術必須切除關節內部所有組織，單一關節面整型手術（半人工關節置換）只需處理受損的關節面，對膝關節的影響與破壞，也較輕微，能讓關節保存正常的生理功能。不過，因為它的手術傷口比較小，在比較狹小的空間做一些切骨磨骨的動作，當然在技術層面的要求會比較高，會需要比較精巧的技術與豐富經驗。

國內，每年有超過兩萬人次因嚴重膝關節炎接受人工關節置換手術，大部分骨科醫師對單一關節面整型手術有所誤解而鮮少使用（使用比率小於十%）。這種手術有集中在幾個非醫學中心的專家手上的現象。

為何這種有如補牙般破壞較小的手術反而不普遍呢？筆者的觀察及理念：

- 有太多不必要的全膝關節置換被執行。為何只有單一關節面受損，就要把整個關節節換掉呢？（如同：為何只是蛀牙就被整個拔掉再植牙？）
- 過去有很多不利於單一關節面整型手術（半人工關節置換）的報告被過度引用。

- 要得到好結果，單一關節面整型手術（半人工關節置換）需要更嚴格的術前評估及更精準的手術技術。
- 單一關節面整型手術（半人工關節置換）的手術技術，對於一些慣於執行全膝關節置換的專家團隊來說，是必須經過重新學習適應的，這對多數已成名的專家是較困難的挑戰。
- 除非骨科醫師認同「內側摩擦現象」是導致膝關節「退化」的重要原因，否則，他的固有觀念會認為膝關節在置換半關節後，仍會持續「退化」，將來還是需要接受全膝關節置換，那為何要多此一舉？讓病患多開一次刀？乾脆全部換掉不是一勞永逸？

誤解五：

機器手臂輔助人工膝關節置換是先進的技術，能大大提升手術品質。

說明：

最近筆者在各種場合被諮詢「以機器手臂執行膝關節置換手術」的相關問題突然增加。抽空瀏覽網路媒體的相關報導後，發現其中有不少似是而非的論述，若非專業的關節重建醫師，一般民眾很容易被誤導，有必要澄清如下：

- 傷口大小與傳統的「單一關節面整型手術」完全一樣，以機器手臂執行這項手術，反而需要增加四個小傷口，在大腿骨與小腿骨各多鑽兩個洞，打入共四根粗的鋼釘裝上電腦定位儀（這四個洞會削弱骨骼的強度，曾有引起術後骨折的報告）。
- 植入物與傳統的「單一關節面整型手術」是完全一樣的，反倒是，為了屈就機器手臂以研磨替代削切，似乎較傳統手術磨除了更多的正常骨骼組織。
- 成功的關節置換手術，精準的骨骼切面只是諸多必要條件之一，目前的機器手臂僅只執行這部分，醫師本身的經驗及判斷是無法被取代的。

- 與有經驗的關節重建醫師以純手工執行相較，使用機器手臂需花費兩倍的時間（還不包括術前的電腦斷層掃描、術前模擬計算……），感染機率及術後腫脹、血栓機率可能會因此而增加，有經驗的關節重建醫師應該不會接受這種改變。不過，對於剛入門、欠缺經驗的醫師，不失為不錯的輔助工具。不過，病人為此多花數倍的費用，有些冤枉！
- 人工膝關節置換術，醫師的經驗與專注是成功的最重要因素。機器手臂能有效降低入門生手在切骨時發生誤差的機率，不過，患者必須為此支付額外的高額設備費用。

其實，以機器手臂執行膝關節置換手術，早在十年前就曾在國內骨科界引發熱烈討論。時間證明它只是激烈的市場競爭下標新立異的產物，幾年下來，已鮮少被有經驗的關節重建醫師採用。

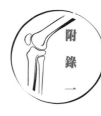

附錄一　相關論文中文摘要

「內側摩擦症候群」：被忽略的中老年人膝痛原因

膝痛是影響中老年人健康常見的症狀，內側皺襞引起的「內側摩擦症候群」雖然是公認引起年輕族群膝痛的原因，卻鮮少在中老年族群被提及或探討。本前瞻性研究計畫針對「內側摩擦症候群」在中老年族群的發生率，以及各種臨床表現深入探討，並追蹤、分析以關節鏡手術治療此症候群的長期療效。

共有屬於一百六十九位年齡超過四十歲病患的二百三十二個長期疼痛的膝關節被納入研究（四十一至八十二歲，中位數：六十三歲。以單一膝關節為研究對象，大部分病患是兩側有問題！）。我們詳細記錄他們的臨床診斷、誘發因素、自覺症狀以及理學檢查表徵，在以關節鏡確認診斷後，分析這些臨床表徵對於診斷「內側摩擦症候群」的敏感性及特異性。對於經關節鏡確診「內側摩擦症候群」的病患，我們進一步觀察並分析他們的放射線及關節鏡檢查表現，並施予「關節鏡內側放鬆手術」。手術治療效果以病人主觀滿意度以及美國膝關節學會疼痛評量標準評核。

結果發現：「內側皺襞」及相關「內側摩擦現象」在本研究病人群的發生率為九十五％，而「退化」性膝關節炎在他們的臨床診斷中占最高比率（八十八．四％）。疼痛、活動時有異物摩擦感以及理學檢查的局部壓痛是敏感性較高的診斷依據；有膝關節受傷史、理學檢查的局部壓痛以及可觸及的條狀物是特異性較高的診斷依據。確定診斷患有「內側摩擦症候群」的膝關節，大多可以「關節鏡內側放鬆手術」做確切的治療。經本研究三年的追蹤，有八十五．五％的膝關節得到滿意的治療結果。

結論：「內側摩擦症候群」是中老年族群常見卻被忽略的膝痛原因之一，若能得到確定診斷，可藉由「關節鏡內側放鬆手術」得到有效的治療。此外，本研究發現「內側摩擦症候群」與「退化性膝關節炎」有高度共存性，值得進一步深入探討。

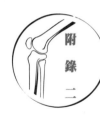

附錄二　成功病例分享

病例一：耐心等待新膝望

十一月初，住新北市樹林區的陳小姐至臺北慈院進行手術後二週年回診。

陳小姐對於目前膝關節復原情況及生活狀態極為滿意。閒談之後，發現其實陳小姐在手術後的第一年，和部分病患一樣，有過一段沮喪與煎熬的恢復期。

診斷為第三期退化性膝關節炎，二〇一二年九月陳小姐於大林慈院接受雙膝「膝關節軟骨再生促進手術（ACRFP）」，術後依照醫囑定期從臺北遠赴嘉義大林回診。陳小姐記憶猶新地描述術後二至三個月，回診時向主治醫師主訴仍然膝痛難耐，呂主任說明正經歷手術後膝關節內的疤痕形成期，一定要熬過去這段恢復階段，並囑咐復健運動不能因疼痛而停止執行。她當時並不能完全接受醫師的回答，一度懷疑手術是否確實發揮效用。恢復期的不適曾讓她想過尋求其他治療方式減緩疼痛。「應該是最初對於接受這手術的信念太強，所以想歸想，最後還是乖乖聽醫師的話，忍著不適撐下去。」陳小姐說明當時的想法。

半年過去了，雖然疼痛日漸減緩，但她仍然對膝關節的穩定度不甚滿意。稍微走一點斜坡就痛回來，從椅子上坐久了突然站起來也卡卡的。回診時再度向醫師訴說不滿意的情況，呂主任以種小樹苗的比喻，請她耐心等待軟骨修復：「一年後妳就會對情況改觀了。」「老實說，第一年我有些沮喪，病人總是希望得到即時而快速的復原。」陳小姐娓娓道來走過的心路歷程。

手術後滿一年前後的某天，她早上下床，突然感覺膝關節十分輕盈，時間像一條分隔線，那天起將她的生活劃入另一種狀態。家住四樓，術後第一年爬樓梯不舒服的感覺漸漸消失了；家中有跑步機，她試著加快步行速度，活動後膝關節並沒有不適感。從那時起，陳小姐固定每週在跑步機上快走二到三次，速度設定為六至六・五公里／小時，每次運動三十分鐘，這樣的運動量至今仍然持續進行中。

二〇一四年十一月，陳小姐手術滿兩周年，第一次在臺北慈院回診，她對於目前的生活狀況滿意極了。陳小姐走過ACRFP術後兩年之路，她想分享自身經驗給其他病友，對於ACRFP的術後恢復，絕對要有耐心。最重要的，在等待軟骨修復的過程中，復健運動千萬不能放棄。

「除了感謝呂醫師我還要感謝自己，如果當時沒有耐住心性撐過那段恢復時期，今天我就不能如此享受生活。」

病例二：軟骨再生實例

吳先生，七十五歲，居住於新竹縣，診斷：右膝為較嚴重的第三期退化性關節炎，左膝為第四期退化性關節炎。

手術日期：二〇一〇年十一月。

術式名稱：關節鏡軟骨再生促進手術（ACRFP）。

我服務於教育界喜愛排球、網球等運動，因未注意運動前暖身以及帶護膝套導致

膝關節軟骨磨損發炎；當時僅感覺微微的刺痛沒有在意……（以下為吳先生親筆原稿）

一九九五年前某日中午在臺北火車站前我的左腳膝關節突然嚴重疼痛不能行走，從那時感覺到事態嚴重，就到處求診含中西醫及推拿針炙等，結果時好時壞，在這段期間經常到歐洲、日本、中國大陸旅遊，只覺得走路較別人慢，尤其是上下坡路非常辛苦。記得二〇〇四年暑假全家到日本硫球旅遊，在一景點下坡路段與旅遊團人員落單約三十公尺之遠，當時我那讀幼稚園五歲小孫子跑回來說爺爺我來牽您慢慢走，從那瞬間體會到我的膝關節確實使不上力了。因此停止國內外旅遊感到非常沮喪。

二〇〇四年以後我的左腳膝關節漸漸腫大，右腳亦有刺痛感覺，變成O型腳約有四位骨科醫生皆說需立即換人工關節，當時家人都不贊同而作罷，然而我的左膝關節越來越嚴重，腫到較右膝關節二倍大，使致完全依賴右腳來支撐，結果右膝關節也腫脹、僵硬、變形，走起路感到舉步維艱，尤其爬樓梯痛苦不堪，導致嚴重影響生活品質。

今年之某日在《中國時報》看到一則報導國內有針對退化性膝關節炎內視鏡手術之最先進成功的技術，如獲至寶的欣喜，隨即去電中國時報總社詢問，那家醫院有此高超之技術，當天與大林慈濟醫院關節中心連絡上並報名參加「膝關節健康促進方案」座談會，在座談會中聽到多位主講之有關預防醫學、免疫風濕、骨科觀點等說明後；接著是呂博士之「治療之希望——膝關節健康促進方案」是本次座談會中的核心議題，與會人員皆聚精會神聆聽呂博士精闢演講，說明膝關節退化之原因，並觀看患者膝關節開刀之案例說明，特別是利用內視鏡微創技術在膝關節切除關節內的異物、軟骨、骨刺、整平修補軟骨、剝離關節內側皺襞、解除關節內的發炎組織等高難度技術嘆為觀止。呂博士創新研發之剝離關節內側皺襞是診療退化性關節炎之關鍵所在，能切除膝關節內側皺襞，才是診治膝關節最成功之境界。呂博士並將此創新之治療技術發表在國際軟骨修復學年會。

當年雖未得到認同及重視，呂博士秉持著以病人為中心的理念。終於在二〇〇八年得到北歐骨科醫學發表之口頭報告，引發熱烈討論，並於二〇〇九年二月受邀參加IMUKA全球首度舉辦「單一腔室之早期退化性膝關節炎治療國際研討會」中發表其創新治療「膝關節內側皺襞切除」技術，而享譽全球，同時在五十餘位國際專家中，呂博士是唯一受邀之亞洲演講者確實難能可貴。

在研討會中午十二點結束時，將五年前在新竹某醫院照之膝關節X光片請教呂博士經初步研判雙膝關節為第三期退化性關節炎〈左膝關節較嚴重〉尚符合內視鏡開刀手術，聽到呂博士一番話，喜出望外隨即以電話跟家人報佳音，我雙膝得救了。

開刀前一天到醫院報到，隨即作開刀前之檢查，發覺醫療團隊對每一環節都非常嚴謹確認身份，如驗血、X光、心電圖、進開刀房、打點滴、投藥……等環環相扣，如此嚴謹遵守醫療作業流程令人佩服，同時患者可安心將生命託付給醫療團隊進行開刀診治。

雙膝關節內視鏡手術約一小時完成，手術非常成功，當天傍晚呂博士巡房時說可下床做適度的走動，並需配合復健動作，開刀第三天經呂博士檢視後退院，返家後遵照院方指示確實做好復健工作，其中彎膝蓋至胸前及壓膝蓋拉筋骨之動作尤其艱辛疼痛，每每有輕輕帶過之念頭，但是想到未開刀前雙膝關節腫脹、僵硬、行走蹣跚之情境，還有呂博士及其醫療隊對親切辛苦之付出時，再痛苦也得堅忍下去，看到雙膝一天天康復靈活有力，心情無比欣喜。

對呂博士及其醫療團隊細心親切、仁心仁術之大恩大德終身難忘，謹致崇高謝忱。

治療結果：

曾於去年十一月分享就醫經驗的吳先生於今日回診，接受以【膝關節健康促進方案】治療退化性膝關節炎的術後一年追蹤檢查，結果是令人滿意的！

去年，接受治療前的X光片（圖4-3），兩膝內側關節間隙幾乎消失，右膝第三期，左膝已是第四期。

ACRFP術後滿一年的X光片（圖4-4），關節間隙變寬，有明顯改善。

我們對這結果都非常滿意。

一年來，吳先生未曾服藥，如果能繼續做適當的保健，原本需要置換人工關節的膝關節，應可逐年改善。又是一個「軟骨能自然修復」的見證！

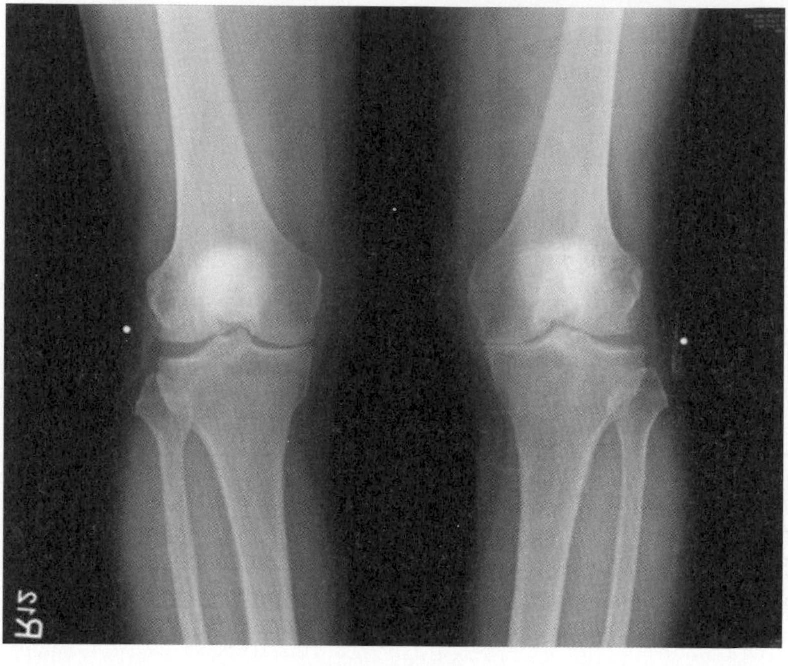

圖4-3　手術前

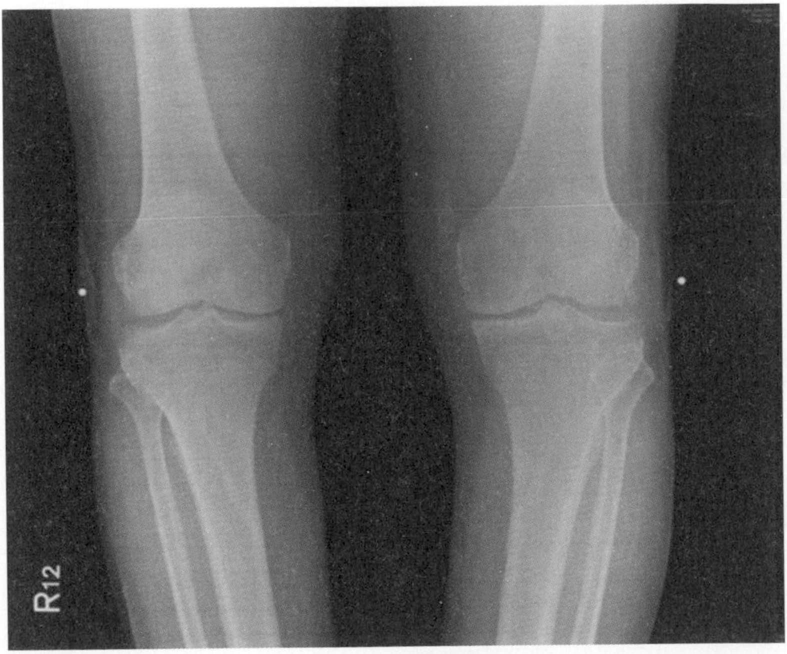

圖4-4　手術後一年

病例三：又見自然的力量

「真是不可思議！真的是要來看才相信！」親眼目睹改善的X光片及病人滿意的笑容，劉院長不禁道出內心的衝擊，並表示，實在應該說服多一些醫師來觀摩、研習……在日本東京帝國大學完成骨科專科訓練的劉院長是第一位，也是唯一全程參加第一屆半年舉辦一次的【膝關節健康促進專業研習課程】的骨科專科醫師。

曾經問過他，當初為何一口氣就把三個課程都報了名？「因為在國內第一次看到這種課程，而且名額有限，就趕緊報名了。」劉院長的回答，讓我感慨良久，為何全國的骨科界就只他有這想法？

當時已經是為期四週的實務觀摩的最後一週，很高興有這機會讓他實際見證身體自我修復的能力：臉上堆滿笑容的七旬老先生，是一年前遠從新竹縣前來求診的右側第四期膝關節退化病患，辛勞一生的老先生原本應悠閒的享受退休生活，豈料卻歷經了五年多輾轉求醫的痛苦歷程，無奈，右膝仍逐漸變形，對日常生活的影響逐日增加；除了手術，各種治療方式都嘗試過了，人工關節置換已是骨科醫師給他的標準建議，在朋友的介紹下，滿懷希望的南下求診，期待能讓他的膝關節有再生的機會。

右膝內側軟骨已完全磨損（圖4-5），外觀明顯變形。沒錯，已經是第四期了，骨科醫師應該都會建議他置換人工關節，不過，聽了朋友的建議，老先生堅持要再給他的膝關節一次機會，在詳細解說治療過程及術後注意事項後，我們幫他安排了【膝關節健康促進方案】的療程，術後，他非常合作的遵從指示執行一年的復健運動，今天正好滿一年，X光片顯示右膝內側關節間隙重現（圖4-6），軟骨有再生現象，變形情況改善，老先生自覺整體狀況比起術前：「好了七成，一年來，從來都沒有再吃止痛藥了！」

我們鼓勵他繼續保養他的膝關節，應該可以一年比一年好，所謂「退化」的自然病程，被扭轉過來了！

其實，任何疾病，只要知道原因，都有治癒的可能，大家所熟知的「退化性膝關節炎」應該也不例外，遺憾的是，數千年來，對於這困擾人類的病痛，醫界在遍尋不著病因之下，只好將之歸咎於自然的「老化、退化」，也就是說，所謂「退化性膝關節炎」，是人類在無知、無奈之下賦予的名詞，殊不知，就因被冠上「退化」兩個字，造成了它長期被誤解的宿命！

老先生的例子，再次證明了大自然的力量：「只要我們能找到病因並將之移除，提供膝關節良好的內部環境，關節軟骨是有再生能力的！」

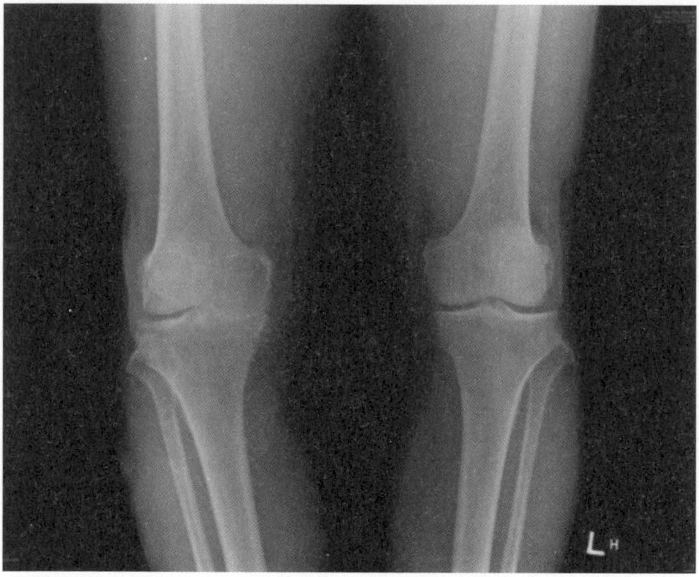

圖4-5　手術前

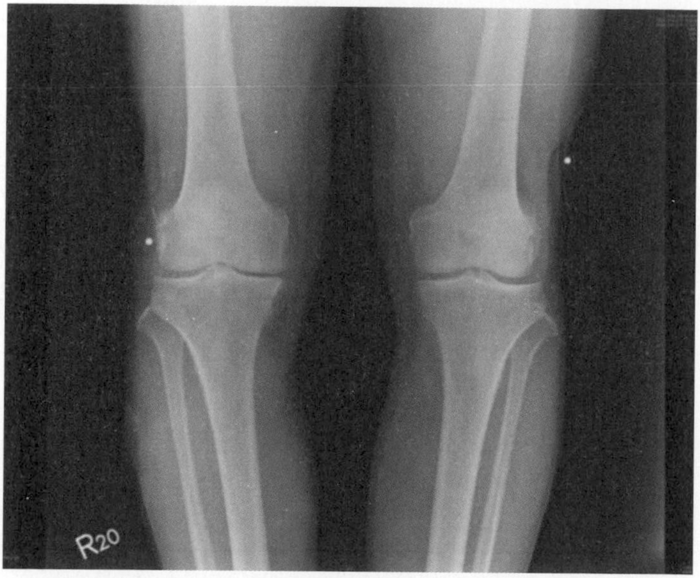

圖4-6　手術後一年

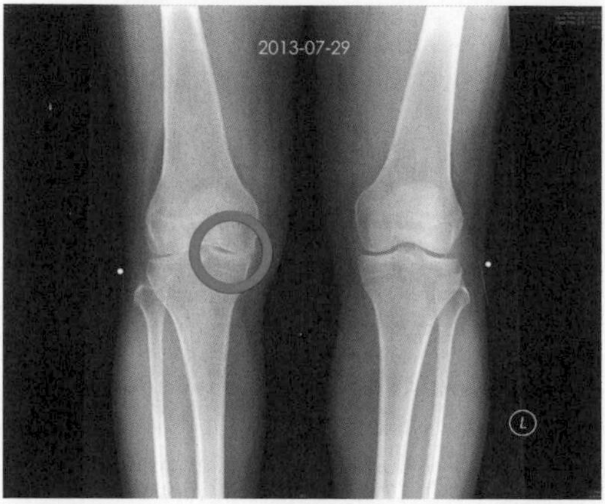

手術前

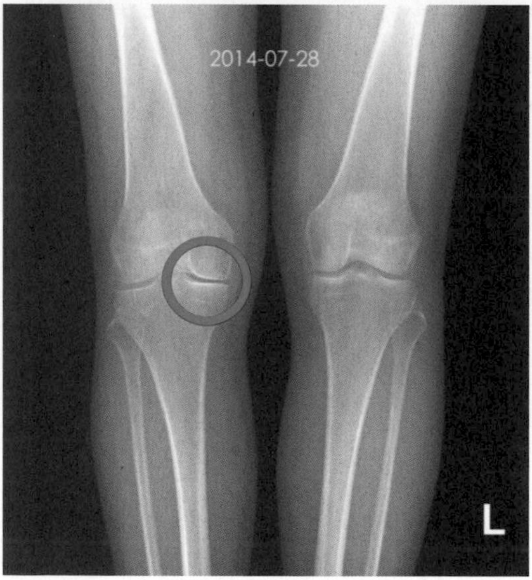

手術後一年

圖4–7

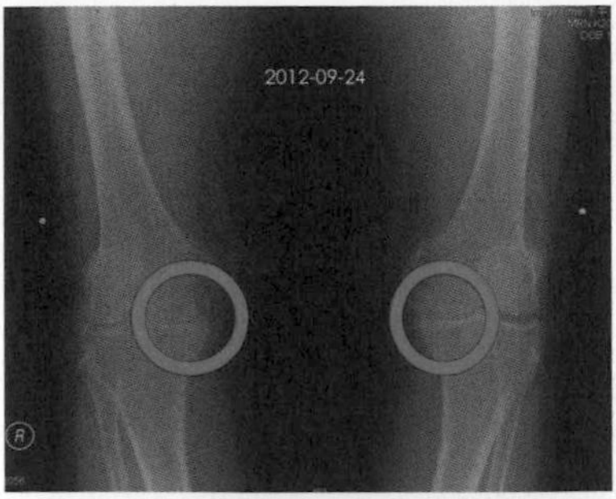

手術前

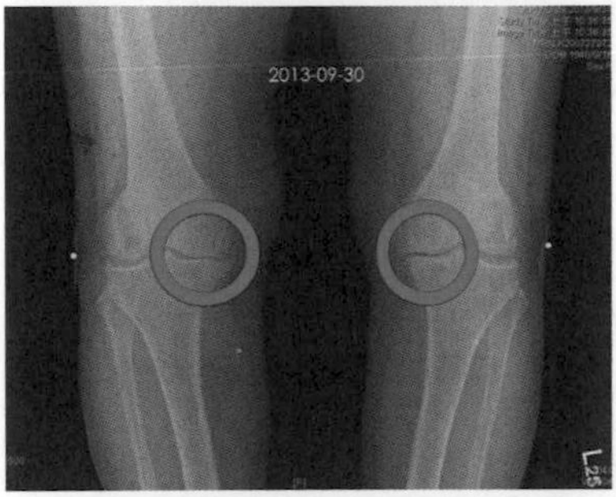

手術後一年

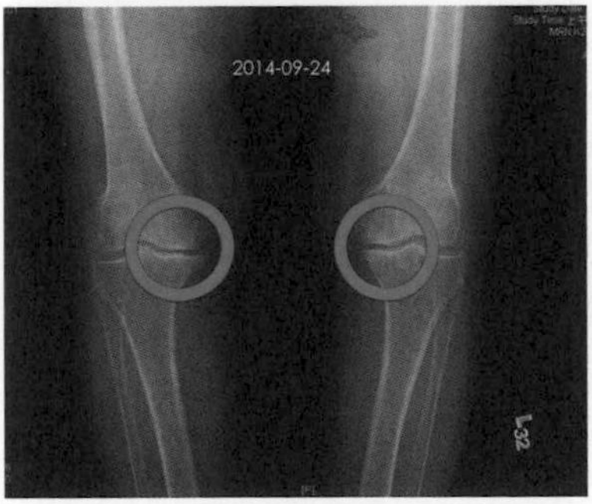

手術後兩年

圖4–8

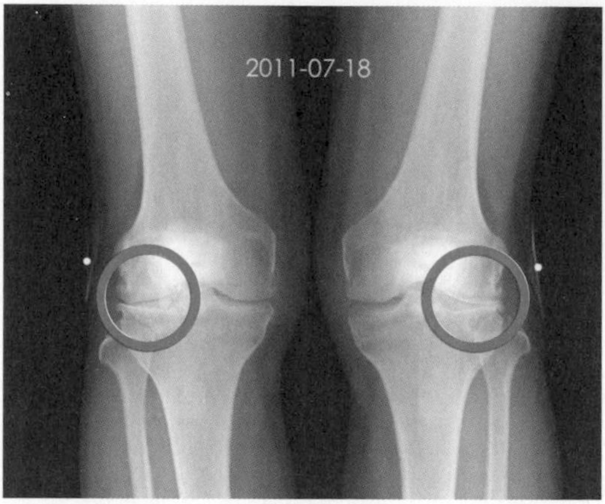

手術前

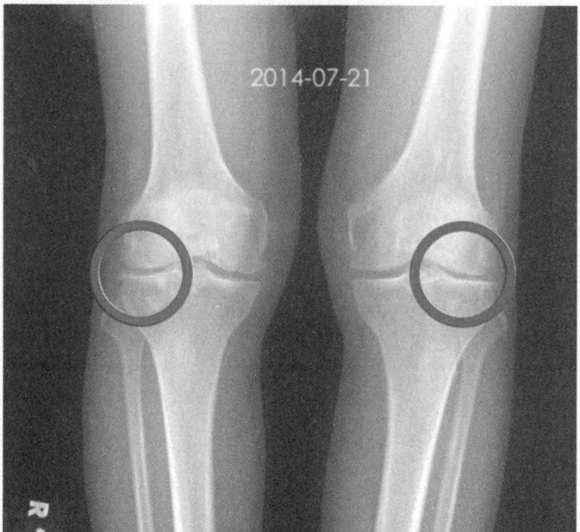

手術後三年

圖4-9

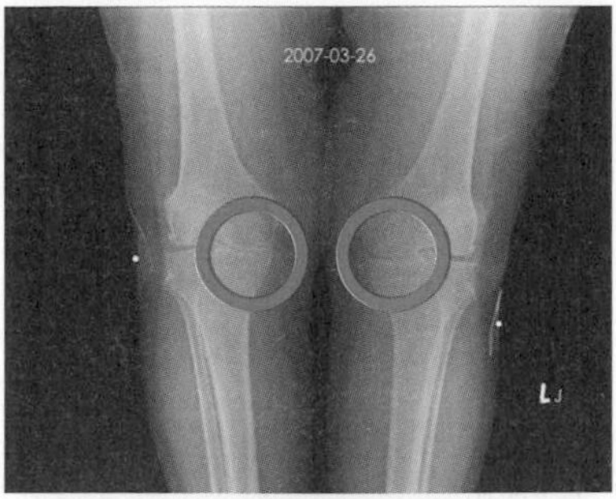

手術前

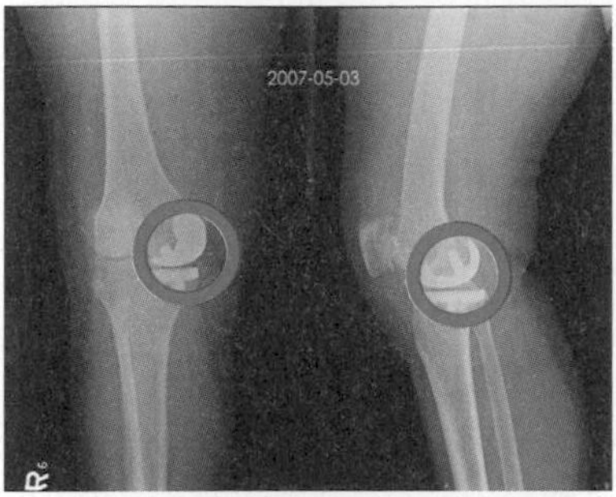

右膝單一關節面整型手術

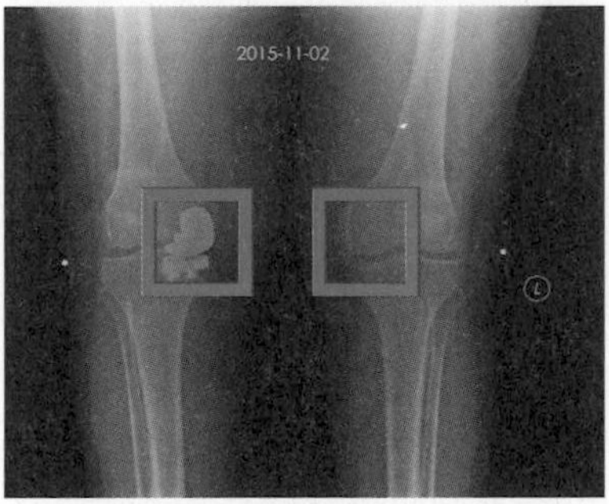

手術後八年

圖4-10

附錄三

就醫須知

Q：我已受膝痛之苦多年，醫師的診斷是「退化性關節炎」，還不到要換關節的程度，建議我補充養分（吃葡萄糖胺），也可注射玻尿酸，若無效，還可考慮注射血小板濃縮製劑（PRP），這是正確的治療原則嗎？

A：你的描述正是目前全世界接受正統訓練的醫師對治療「退化性膝關節炎」的標準建議。不過，如果能透徹了解「內側摩擦症候群」與「退化性膝關節炎」的因果關係，應該就知道並非如此了：如果不先以「關節鏡軟骨再生促進手術」去除病因，這些緩解症狀的治療方法只是治標非治本，花錢事小，若因此掩飾了病情而忽略該有的保健措施，導致軟骨加速破壞，錯失了治療契機，得不償失。若以「膝關節健康促進方案」的角度來看，目前的這種主流觀念就有延誤病情之嫌了。事實上，眾多在本中心接受「關節鏡軟骨再生促進手術」後回復正常生活的病患，回想過去數年的輾轉求醫過程，都有這種「被延誤病情」的深刻感受。

Q：「內側摩擦症候群」？這是新的名詞嗎？與膝關節「退化」有何關係？

A：是的，這是根據我們十幾年來針對慢性膝痛的臨床觀察及相關研究歸納出來的新病症，可以解釋大部分「退化性膝關節炎」患者的臨床症狀。如果能夠徹底了解它，就能有效的預防或治療「退化性膝關節炎」。我們提出的這個新名詞，雖然已有相關論文發表，在骨科的專業領域，仍未被廣泛認知，假以時日，它將會逐漸改變醫界對中老年人慢性膝痛的看法。簡單的說，「內側摩擦症候群」是幾乎人人的膝關節內都有的「內側皺襞」這個先天構造與關節軟骨相互重複摩擦（或是單次受傷），導致發炎而引起的一組臨床症狀。由於它的存在，終其一生會影響膝關節的活動，也會因為每個人的日常活動及工作狀況不同，而造成膝關節不等程度的「退化」。

Q：「內側摩擦症候群」的保守治療如何進行？有辦法根治嗎？

A：保守治療：主要是避免重複或長時間屈膝的動作或運動。

1.應避免的運動或動作：爬樓梯、爬山、騎腳踏車、蛙式游泳、蹲、跪、屈膝久坐等。

2.合適的運動：健走，自由式游泳或水中行走。

若經過保守治療仍無法改善症狀，或追蹤回診時發現有軟骨持續磨損現象，可評估是否適合接受「膝關節軟骨再生促進手術」，去除關節內的有害因素以促進軟骨自然修復，期待膝關節能逐漸恢復健康。

Q：「關節鏡軟骨再生促進手術」與一般治療「退化性關節炎」的關節鏡手術有何不同？

A：完全不同！「關節鏡軟骨再生促進手術」與一般傳統的治療「退化性關節炎」的關節鏡手術常被混為一談。其實，傳統的關節鏡手術對於治療「退化性關節炎」只是漫無目的做沖洗、清創、及骨鑽孔的動作，在各國際學會提出的「退化性膝關節炎」治療指引之中，已明確的將其列入沒有積極療效的手術，反對它的執行！我們對這樣的看法也深表贊同。「關節鏡軟骨再生促進手術」則是我們十幾年來，結合基礎研究，在了解病因之後，為了移除這些病因發展出來的創新手術觀念及方法。依每個膝關節的不同病情，執行以下各種單一術式的不同組合：關節鏡內側放鬆術（Arthroscopic Medial Release）；關節鏡外側放鬆術（Arthroscopic Lateral Release）；關節鏡半月軟骨部分切除術（Arthroscopic Partial Meniscectomy）；關節鏡關節囊清除術（Arthroscopic Synovectomy）；關節鏡游離骨移除術（Arthroscopic Loose Body Removal）以及關節鏡軟骨整形術（Arthroscopic Chondroplasty）。最終目的是清除所有不正常的摩擦以及發炎組織，並調整關節腔各部位的壓力，以提供軟骨最佳的代謝環境，促進其自然修復。

Q：所有骨科醫師都有能力執行「關節鏡軟骨再生促進手術」嗎？

A：骨科醫師要能成功的執行「關節鏡軟骨再生促進手術」，需具備三個條件：

1.要有執行關節鏡手術的能力，骨科分科日細，僅有部分受過運動醫學次專科訓練的骨科醫師有這能力，甚且，要在因「退化」而空間緊縮的關節腔執行手術，需要更精巧熟練的技術。

2.最好能安排實地觀摩，學習手術技巧，並累積三~五年的經驗，按圖索驥無法明瞭這項技術的精髓。

3.充分了解並認同「膝關節健康促進方案」的新觀念，才能教導、領導醫療團隊，以共同的理念照護病患。這是最重要，但也是最困難的部份，如同說服虔誠的教徒改變信仰，對於已接受完整骨科專科訓練的醫師來說，愈是資深，愈困難。

Q：那麼，如果醫師建議用關節鏡治療我的「退化性膝關節炎」，如何判斷他是否有能力執行「關節鏡軟骨再生促進手術」呢？

A：只要能了解「膝關節健康促進方案」，聽聽醫師的解釋，問幾個相關問題，很容易就能判斷了。譬如：什麼是「內側摩擦症候群」？手術如何進行？是要處理？

關節鏡手術有效嗎？軟骨能自我修復嗎？術後如何保健？……馬上就能得知這位醫師是否有「膝關節健康促進方案」的認知。接著，可再進一步詢問：需要接受這種手術的病患多嗎？在您這邊平均一年有幾例？成功率如何？（本中心專業研習課程的認證標準是：有執行一百例的經驗，且追蹤超過一年後，有超過百分之八十的病人是滿意的）

CARE 028

自己的膝蓋自己救——退化性膝關節炎的真相

作　者—呂紹睿
主　編—李國祥
企　畫—葉蘭芳
排版設計—美術製作中心

總編輯—李采洪
董事長—趙政岷
出版者—時報文化出版企業股份有限公司
108019台北市和平西路三段二四〇號三樓
發行專線—(〇二)二三〇六—六八四二
讀者服務專線—〇八〇〇—二三一—七〇五
(〇二)二三〇四—七一〇三
讀者服務傳真—(〇二)二三〇四—六八五八
郵撥—一九三四四七二四 時報文化出版公司
信箱—10899臺北華江橋郵局第九九信箱

時報悅讀網—http://www.readingtimes.com.tw
電子郵件信箱—genre@readingtimes.com.tw
法律顧問—理律法律事務所 陳長文律師、李念祖律師
印刷—勁達印刷有限公司
初版一刷—二〇一六年十二月十六日
初版三十九刷—二〇二三年十一月二日
定　價—新臺幣二五〇元
(缺頁或破損的書，請寄回更換)

時報文化出版公司成立於一九七五年，
並於一九九九年股票上櫃公開發行，於二〇〇八年脫離中時集團非屬旺中，
以「尊重智慧與創意的文化事業」為信念。

自己的膝蓋自己救 / 呂紹睿著. -- 初版. -- 臺北市 : 時報文化, 2016.12
面； 公分. -- (Care ; 28)
ISBN 978-957-13-6853-5(平裝)

1.膝　2.退化性膝關節炎

416.618　　105022992

978-957-13-6853-5
Printed in Taiwan